HYGIÈNE DES EUROPÉENS

DANS

LES CLIMATS TROPICAUX

DES CRÉOLES ET DES RACES COLORÉES

DANS LES PAYS TEMPÉRÉS

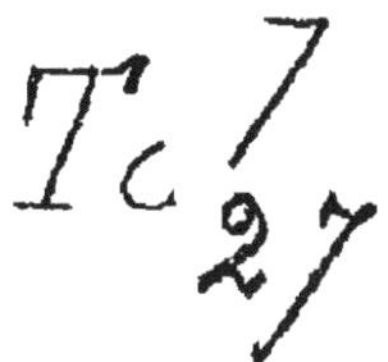

HYGIÈNE DES EUROPÉENS

DANS

LES CLIMATS TROPICAUX

DES CRÉOLES ET DES RACES COLORÉES

DANS LES PAYS TEMPÉRÉS

PAR LE Dr O. SAINT-VEL

Ancien médecin civil à la Martinique

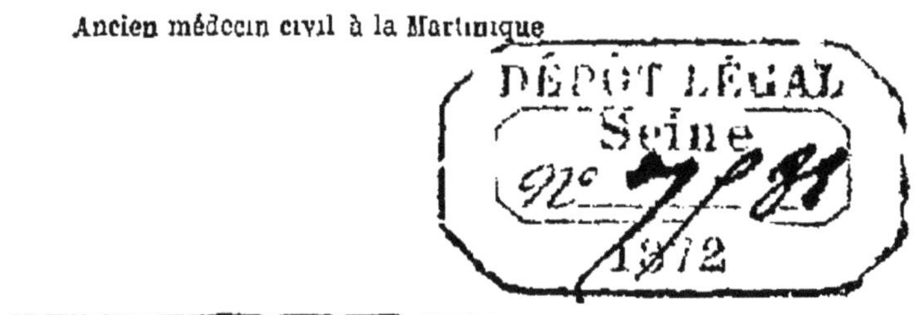

PARIS

ADRIEN DELAHAYE, LIBRAIRE-ÉDITEUR

Place de l'Ecole-de-Médecine.

1872

PREMIÈRE PARTIE

HYGIÈNE DES EUROPÉENS

DANS LES PAYS TROPICAUX

CHAPITRE I

L'impression la plus profonde que l'homme subisse dans sa migration vers le Midi, est celle de la chaleur. Sous les tropiques, le calorique et la lumière intenses déterminent des phénomènes physico-chimiques, d'où la vie surgit avec luxe ; mais de ce mouvement incessant de composition et de décomposition résultent des influences souvent mauvaises et quelquefois fatales pour la santé. Cette léthalité n'est pas proportionnelle au calorique ; elle est liée à d'autres causes ; car, nulle dans certains pays, elle est terrible dans d'autres situés sous les mêmes latitudes ; on peut dire qu'elle est adéquate à la composition du sol. En pleine mer, sous les tropiques, l'air, quoique chaud, est salubre. Les navires de l'État, montés par des équipages européens, peuvent se transporter sur des points différents des mers tropicales, sans voir se modifier leur état sanitaire, pendant des campagnes de deux ans, à la condition de ne pas aborder des terres insalubres. Dans des traversées de plus de cent jours, les navires qui transportent des coolies du Bengale aux Antilles, ne comptent quelquefois pas une seule mortalité, grâce aux progrès de l'hygiène navale.

Sous la zone torride, l'année se divise en deux saisons tranchées : la chaude ou hivernage et la fraîche, plus courte, qui répond à l'hiver de l'hémisphère où est placée la localité dont on observe le climat. Aux Antilles, situées dans l'hémisphère boréal, la saison fraîche comprend les mois de décembre, janvier, février et mars ; elle dure de juin à septembre à Maurice et à Taïti, colonies de l'hémisphère austral. Cette division en deux saisons ne résulte pas de différences thermométriques considérables. Ainsi, à la Martinique et à la Guadeloupe, la moyenne thermométrique annuelle est de 26°,60' ; les chiffres extrêmes étant de 34 degrés et 19 degrés, l'écart est de 12 degrés, pour toute l'année. Les variations nycthémérales ne dépassent pas 6 degrés dans la saison fraîche. Dans les colonies australes, la différence est plus marquée. A la Réunion, dont la moyenne annuelle est de 24°,71, les chiffres extrêmes atteignent 31 degrés et descendent à 15 degrés ; la différence entre les jours et les nuits est de 13 degrés pour la saison fraîche. A Taïti, où la température moyenne est de 24°,79, il existe un écart de 16 degrés entre les chiffres extrêmes de l'année et quelquefois entre les extrêmes d'un nycthémère un autre écart de 9 degrés.

Si, dans les régions tempérées, l'impression, déterminée par la chaleur n'est pas dans un rapport constant avec le degré thermométrique, dans les régions tropicales la sensation perçue et accusée est souvent loin de répondre à l'indication exacte de la température. Des variations météorologiques modifient cette impression alors que le thermomètre ne bouge pas. Aux Antilles, avec un ciel nuageux, une atmosphère chargée d'humidité et d'électricité et des vents d'ouest, le corps éprouve un état de malaise et de torpeur. La brise d'est se rétablit-elle en purifiant l'atmosphère, l'économie se ranime et se tonifie, alors que le thermomètre reste au même niveau ou marque même un ou deux degrés de plus. L'impressionnabilité aux oscillations thermométriques, là même où elles sont le moins prononcées, comme aux Antilles, est vivement accusée par les races tropicales. Le nègre africain ou créole et le coolie du Bengale se plaignent du froid de certaines nuits de décembre et de janvier. Les créoles ne ressentiront qu'une impression agréable de vive fraîcheur à peine perçue par l'Européen nouvellement arrivé. Ces variations thermométriques sont favorables à la salubrité générale et à l'acclimatement de la race blanche. Elles diffèrent beaucoup suivant la configuration géographique des localités. Dans certaines parties découvertes de l'Afrique et de l'Inde, à la chaleur ardente du jour succède un froid vif dû au rayonnement nocturne. Cette condition imprime à la pathologie et à l'hygiène des particularités bien tranchées. Dans des pays, même très-rapprochés de l'équateur, les différences de température propres à assurer l'acclimatement s'accusent avec les altitudes. Au Mexique, par exemple, la zone du littoral subit, avec une chaleur intense, le règne des endémo-épidémies dont les influences terribles disparaissent à mesure qu'on s'élève sur les étages supérieurs où se retrouvent la météorologie et la pathologie des pays tempérés. Les plateaux élevés sont favorables à l'acclimatement et à la colonisation de la race européenne. Ils lui offrent des refuges contre certaines épidémies et des lieux de convalescence.

A moins d'une intensité extrême et permanente, la chaleur ne s'oppose pas directement à l'acclimatement des Européens. L'individu se plie plus ou moins vite et facilement aux conditions du climat, la race en reçoit une empreinte qui la marque à l'effigie des acclimatés de la même race sur des points différents, mais sous des latitudes analogues. Le créole d'origine française ne diffère guère, qu'il soit de Maurice ou de la Guadeloupe, de Bourbon ou de la Louisiane. La ressemblance s'altère par la présence d'un élément étranger, tel que le mélange du sang africain. La différence des nationalités s'accuse en dépit de la lente influence des milieux sur les générations successives. Quoique peu distants l'un de l'autre, le créole de la Martinique et celui de Cuba ne se ressemblent pas, et celui-ci conserve toujours le cachet de son origine espagnole. L'innocuité du climat sidéral est-elle absolue ?

Il semble démontré par l'expérience que plus les conditions météorologiques diffèrent de celles des régions tempérées, plus l'acclimatement de l'individu offre d'alea, plus celui de la collectivité est précaire. Il entre dans le problème de l'acclimatement tant de données différentes et complexes, qu'il est presque impossible de poser des lois générales et de dégager la vérité des préjugés et des partis pris qui l'enveloppent. Des expéditions militaires désastreuses, comme celle du général Leclerc à Saint-Domingue, des essais de colonisation insensés, comme l'expédition du Kourou ont jeté sur l'émigration européenne sous les tropiques un éclat sinistre dont l'impression n'est pas encore effacée. Dans toute question de colonisation, il y a à faire la part du climat ; celle des influences du milieu donnant lieu ou non à des maladies particulières ; celle de l'hygiène relative à ces conditions nouvelles ; celle des habitudes physiques et morales des individus ; celle de la politique et des conditions sociales et économiques.

La question est vaste et ardue, et trop souvent le résultat a été affirmé comme défavorable et mis sur le compte du climat, alors que les causes de l'insuccès n'étaient pas scindées et

interrogées l'une après l'autre. Je ne saurais que
très-incidemment toucher à ces questions qui ne
confinent à l'hygiène que par un côté. Des exemples montreront seulement les difficultés du problème. Certes, la race noire est sous les tropiques dans son vrai climat, et cependant dans
beaucoup de localités, elle est en décroissance.
Ici, ce ne sont pas les causes météorologiques et
les maladies qu'elles produisent qui expliqueront
cette décadence. Contraste étrange ! La race européenne est en progrès là même où la race nègre tend à disparaître. Le succès et l'insuccès
tiennent à des conditions économiques et sociales
dont l'action devrait être étudiée attentivement..
Ainsi l'institution de l'esclavage n'est pas la
cause réelle de la décroissance de la race nègre,
qui périclite depuis son abolition dans plusieurs
colonies d'Amérique.

« Au Brésil, écrit M. Lucien Papillaud [1], la
population blanche s'étend et s'accroît rapidement par ses propres forces ; tandis que celle des
noirs ne se soutient que par la traite, et si ce
trafic venait à cesser, elle s'anéantirait en peu
d'années. S'il était venu au Brésil autant d'Eu-

---

1. Lettres médicales sur le Brésil (*Gazette médicale de Paris*,
1848, p. 142).

ropéens qu'il y a été transporté d'Africains, ce pays, quelque vaste qu'il soit, serait aujourd'hui aussi peuplé que les États de l'Europe. » Malgré l'ardeur de leur climat et les influences délétères de leur sol, les Antilles ont été défrichées et plantées en partie par des Européens. Ce fait, qui semble aujourd'hui presque invraisemblable, parce qu'il ne pourrait se renouveler, trouve son application dans le genre de vie dure et uniforme de ceux qui tentèrent la colonisation de ces îles.

« A l'époque où s'établirent les premières colonies, écrit M. Rufz[1], les hommes ne se divisaient pas comme aujourd'hui en habitants des villes et en habitants des campagnes; quand ils se mettaient à la suite d'un chef pour suivre une aventure coloniale, il n'y en avait pas parmi eux qui quittaient une vie tranquille, assise, passée à l'ombre, pour s'abandonner au mouvement et à la dureté d'une vie en plein air, opposée à toutes les intempéries des saisons ; alors tout le monde cultivait les champs. On peut dire qu'au quinzième siècle, lors de la découverte de l'Amérique, cette uniformité dans l'hygiène des hommes n'avait

---

1. *Études statistiques et historiques sur la population de la Martinique*, 1850, t. II, p. 32.

pas encore cessé, et ceux qui se mirent en route vers les nouvelles contrées y étaient préparés par la vie militante qu'il leur fallait mener pour résister ou pour satisfaire aux exigences du régime féodal. »

Tout en reconnaissant que dans les pays salubres et même dans les localités insalubres les travaux de la terre sont possibles pour la race blanche dans une certaine mesure et dans des conditions déterminées, on peut dire que la chaleur ardente de la zone tropicale n'est pas propice à son épanouissement. Cette race peut rayonner sur tout le globe, s'acclimater, coloniser et prospérer dans la zone équinoxiale, mais son vrai domaine se limite aux latitudes tempérées où se retrouvent ses origines et son berceau.

Au delà de ces frontières, dans la vaste zone qui embrasse les régions chaudes et torrides, l'acclimatement peut rester simplement météorologique ou être à la fois météorologique et pathologique. Les bonnes et les mauvaises chances varient suivant le climat partiel. A la Réunion, à Taïti, à la Nouvelle-Calédonie, les influences météorologiques sont seules en cause. Elles se compliquent d'influences pathologiques graves aux Antilles, à la Guyane, au Sénégal et dans la Cochinchine. L'insalubrité a des degrés qui rendent plus ou moins ardue l'œuvre de l'acclimatement. Elle est considérable dans les localités où règne l'influence délétère des terrains marécageux.

Heu ! fuge crudeles terras, fuge littus avarum !

Ce vers de Virgile, qu'on aurait envie de citer à l'Européen qui va aborder les terres insalubres, ne saurait arrêter celui que conduisent la nécessité et le devoir. L'hygiène heureusement lui permet d'écarter ou d'atténuer les conditions mauvaises, de ne pas négliger les favorables, et d'accroître le nombre des chances heureuses dans l'épreuve à soutenir contre le climat et les maladies. C'est un auxiliaire indispensable, souvent puissant dans cette œuvre de l'acclimatement, toujours lente, qui compte souvent des années pour l'individu et commence peu de jours après qu'il a quitté les pays froids ou tempérés.

CHAPITRE II

Choix de l'époque du départ. — Traversée. — Initiation à l'acclimatement. — Période de transition. — Premiers effets du climat
sur l'économie. — Insolations. — Refroidissements. — Nostalgie. — Travail comme moyen d'acclimatement. — Exercices à
pied et a cheval. — Bains. — Vêtements. — Dispositions inté-
rieures des maisons. — Régime alimentaire. — Condiments. —
Boissons alcooliques.—Vins.—Alcoolisme.—Boissons glacées —
Boissons alimentaires. — Cafe. — Modifications de l economie
produisant l'acclimatement.

Il n'est pas indifférent pour l'Européen d'aborder les pays chauds dans n'importe quelle saison.
Si dans les localités salubres, l'hivernage, qui est
la saison chaude, n'a d'autre inconvénient qu'un
malaise dû à l'excès de la température, c'est, dans
les régions insalubres, l'époque où les endémo-
épidémies sont le plus ordinairement dans toute
leur intensité. Il vaut mieux arriver dans la saison fraîche, dont les matinées et les soirées rappellent le printemps et qui permet à l'économie
de s'habituer graduellement aux chaleurs intenses et continues qui vont suivre. Sauf les ha-

sards de la navigation, la traversée est exempte de périls ; l'atmosphère maritime est salubre et tonique ; l'air, qui s'attiédit de plus en plus, n'a aucune propriété délétère et cette innocuité n'est pas modifiée par la transition rapide opérée entre deux températures extrêmes par la navigation à vapeur. Les grands steamers, qui font 80 à 100 lieues dans les vingt-quatre heures, passent en quelques jours seulement de l'hiver des zones tempérées à l'été des tropiques. La sensation est vive et un peu pénible ; la respiration est quelque peu gênée dans les cabines où la chaleur devient accablante, le sommeil est troublé, les fonctions de la peau sont activées et une transpiration plus ou moins abondante commence à s'établir. On comprend l'agrément des courants d'air sans lesquels l'existence serait insupportable dans les pays chauds. L'appétence pour les boissons fraîches, toniques et acidules se prononce de plus en plus ; on a soif de la brise, le jour, sous la tente qui intercepte le soleil, la nuit, sous le ciel brillamment constellé de ces latitudes ; mais, si vives que soient ces impressions, elles ne cessent pas d'être physiologiques.

Bientôt la chaleur oblige à modifier le costume, à substituer aux vêtements de laine les étoffes de toile et de coton. Ces transformations des habitudes hygiéniques sont instinctives et la traversée est une initiation à l'acclimatement dont les dangers commencent à l'arrivée. C'est à ce moment que l'hygiène doit intervenir pour éclairer la route que la race européenne a à parcourir dans sa tentative pour se rapprocher, sans les atteindre, des conditions des indigènes ; elle a à signaler les avantages rencontrés, à indiquer les précautions nécessaires et à noter les écueils contre lesquels se sont brisées les destinées de tant d'expéditions et de colonisations, de tant d'individus, marins, soldats, voyageurs, immigrants, par la négligence, le dédain ou l'ignorance de ce que l'hygiène démontre possible ou impossible à la race blanche sous les tropiques. Là où ne règnent pas de graves endémies, comme la fièvre jaune, la dysenterie et les fièvres paludéennes, l'acclimatement de la race européenne est simplement météorologique et l'hygiène n'a guère à tenir compte que des influences du climat. Son rôle est moins actif et ses résultats sont plus heureux ; mais, quoique moins étendue, son intervention n'en est pas moins nécessaire.

L'Européen qui aborde les pays tropicaux est frappé de l'apparence indolente et maladive des habitants de race blanche. Dispos, allègre, prêt à tout entreprendre, il sent cette activité diminuer chaque jour et le contraste s'effacer graduellement. Le corps s'alourdit, l'esprit est moins libre pour le travail, les mouvements perdent de leur vivacité, la coloration rosée du visage disparaît sous des tons pâles, jaunes ou bistrés, la peau se couvre d'une transpiration abondante et presque incessante, l'anémie se produit graduellement et devient, lorsqu'elle ne dépasse pas un certain degré, une des conditions de l'acclimatement. C'est dans cette période de transition, où l'Européen arrive insensiblement aux conditions des acclimatés et dont la durée variable est d'au moins une année, que les préceptes de l'hygiène doivent être strictement observés. Tout excès est à fuir pour lui, excès de travail ou de plaisir, toute veille prolongée, toute fatigue de corps et d'esprit, toute cause occasionnelle de maladie. Deux grandes causes morbides sont à éviter surtout : le refroidissement et l'insolation. Ceux qui en ont supporté les rayons verticaux comprennent avec quelle vérité Buffon a appelé le soleil : *le superbe dominateur des tropiques.* Les races indigènes et colorées peuvent seules en braver l'ardeur. Aussi les grands travaux agricoles sont-ils interdits à la race européenne, qui ne peut cultiver le sol qu'à de certaines altitudes ou dans des expositions choisies et aux heures où le soleil est le plus distant de son zénith. Les races colorées elles-mêmes éprouvent quelquefois les graves conséquences de l'insolation et présentent à l'observation l'érythème solaire. C'est surtout dans les pays insalubres que l'insolation est pour toutes les races, pour la race blanche principalement, acclimatée ou non, une cause occasionnelle fréquente de fièvres pouvant revêtir le caractère pernicieux. Elle est souvent et promptement suivie chez l'Européen des redoutables symptômes de la fièvre jaune.

Le refroidissement n'est pas moins dangereux que l'insolation. « C'est un axiome hygiénique dans les colonies, rappelle M. Rufz [1], que, pour se bien porter, il faut bien transpirer. » « Il ne faut pas, dit Thévenot, se laisser séduire par cette idée qu'il faut avant tout de l'air et de la fraîcheur dans les pays chauds. » Baglivi, qui écrivait à Rome, Bajon, qui écrivait à Cayenne, Lind et tous les médecins des pays intertropicaux sont unanimes sous ce rapport et conviennent que le refroidissement y est la cause la

1. Loc. cit., *Immigrations européennes*, p. 52.

plus fréquente des maladies les plus diverses. Quand la peau est couverte de sueur, la réfrigération se produit aisément après une faible dépression thermométrique ou par l'impression d'un courant d'air frais. Aussi est-il imprudent de conserver sur soi des vêtements transpercés de sueur ou imbibés de pluie. Le refroidissement détermine surtout du rhumatisme musculaire, des fièvres et des affections catarrhales des bronches et des intestins.

Dans l'œuvre de l'acclimatement, il n'y a pas seulement à atténuer et à écarter les influences mauvaises des milieux, il faut encore modifier les causes morales qui compromettent le résultat. Si beau que soit le ciel des tropiques, il ne dissipe pas toujours les regrets et la tristesse de l'immigrant, premiers symptômes de la nostalgie. Elle ne se montre pas d'ordinaire dans les premières semaines, mais plus tard, lorsque le sentiment de la curiosité s'émousse à mesure que l'alanguissement du corps se produit. D'abord tout est nouveau, imprévu, étrange : la végétation, les fleurs, les fruits, les animaux, les aspects du sol, les phénomènes de la nature, les mœurs, les usages, les costumes ; aussi la première impression est-elle ce sentiment indéfinissable de trouble, de plaisir et de malaise que renferme l'inconnu. Plus tard, l'immigrant se sent isolé au sein d'une population dont il ne partage ni les joies ni les préjugés et obligé de mener une existence monotone et retirée par le manque de toute distraction publique. Les femmes surtout, avec la vivacité de leur imagination, éprouvent fortement ces impressions. Elles se rappellent, avec le charme qui s'attache aux choses passées, la vie mondaine et accidentée de l'Europe et ressentent péniblement le contraste qu'offre la vie oisive et sédentaire que le climat leur impose. M. Rufz cite une jeune fille qui, grelottant de fièvre, accusait un plaisir étrange en disant que le frisson lui rappelait l'hiver de France. Il manque aux femmes l'activité de la vie militante, triste privilége de l'homme, mais qui le défend mieux contre la nostalgie.

Rien de plus fâcheux que ces dispositions morales contre lesquelles l'arrivant ne saurait réagir avec trop d'énergie. Les passions tristes, en déprimant l'économie, aggravent l'action du climat et livrent l'individu sans défense aux influences morbides. Et puis, la nostalgie, une fois déclarée, a peu de tendance à disparaître dans des pays où se rencontrent rarement les distractions et les plaisirs d'une civilisation avancée. La nature, sous les tropiques, est splendide dans sa monotonie. Rien ne semble se renouveler dans ce perpétuel été et les impressions ont peu de tendance à se modifier au contact de cette uniformité. Combien peu d'hommes d'ailleurs ont le sens des choses de la nature assez prononcé pour trouver dans son commerce la guérison de leurs ennuis. Aussi le travail est-il une diversion puissante et un moyen efficace d'acclimatement. L'administration coloniale, même dans des îles insalubres comme la Guadeloupe et la Martinique, entre intelligemment dans cet ordre d'idées et emploie des militaires, en les entourant de sages précautions, à de grands travaux d'utilité publique qui raffermissent leur moral et leur santé, en les arrachant à la vie oisive de garnison.

L'exercice à pied, à cheval ou en voiture, est une nécessité pour l'arrivant, qui a à dépenser un excès d'activité non satisfaite par la vie du bord et à contenter une curiosité bien naturelle. Ce n'est que le matin, aux dernières heures du jour ou le soir que les promenades sont salutaires et agréables. Dans la plupart des localités montagneuses, le cheval est le seul mode de locomotion usité. Cet exercice ne saurait être trop re-

commandé aux personnes dont la santé physique
et morale demande, pour être raffermie, des habitudes de saine activité, aux jeunes gens dont la
constitution est languissante et délicate. Le médecin devra, à l'exemple de Sydenham, le pres-
crire aux sujets prédisposés à la phthisie, maladie aussi redoutable sur bien des points de la
zone torride que dans la zone tempérée et contre
laquelle l'hygiène est moins impuissante que la
médecine. L'usage des ablutions fréquentes et
complètes est une nécessité imposée par les climats brûlants et presque instinctive chez les
différentes races qui les habitent. Dans ces régions où, par le fait de la lumière et de la chaleur, la vie est toute extérieure, c'est un plaisir
pour ces races de se plonger dans les courants
d'eaux vives et torrentueuses que rappellent les
gaves des Pyrénées. A la suite du bain froid, la
transpiration est momentanément arrêtée, la
peau est tonifiée et la circulation capillaire modifiée. Un sentiment de fraîcheur se répand dans
toute l'économie ; c'est comme une influence vi-
vifiante et passagère de l'hiver qui rend moins
pénible la chaleur de la journée.

En Europe, la médecine et l'hygiène démontrent les merveilleuses ressources que l'eau

froide possède pour la guérison d'un grand nombre de maladies et le rétablissement des forces épuisées par les causes multiples, physiques et morales, inhérentes à l'existence des grandes villes. Les procédés de l'hydrothérapie sont grossièrement réalisés par les courants, les tournants, les remous, les cascatelles des cours d'eau limpide qui descendent des localités montagneuses des pays chauds. C'est à ces particularités qu'est due l'action plus agréable et plus tonique du bain pris dans une eau courante. Dans ces pays, où il serait si facile de fonder des établissements, l'hydrothérapie est appelée à rendre de grands services et comme moyen thérapeutique contre des maladies chroniques et comme auxiliaire de l'hygiène. Bajon, à Cayenne, Rufz, à la Martinique, conseillent l'usage des bains de rivière aux Européens. « Je crois, dit M. Rufz[1], que l'usage des bains froids, pris habituellement peut faire ici l'effet de l'hiver et fortifier contre la déperdition cutanée. Je suis si convaincu de l'utilité des bains froids dans notre climat pour remonter les constitutions, que je dirais d'eux ce que Sydenham disait de l'opium : Je ne voudrais pas exercer ici la médecine, si je

1. *Loc. cit.*, p. 53.

n'avais pas les bains froids. « Nolim 'praxim me-
« dicam exercere si carcrem aquâ frigida.. »

Je ne saurais mieux faire que de laisser la pa-
role à mon éminent confrère : « Les bains froids,
par leur action astringente et tonique sur la peau,
non-seulement s'opposent à la trop grande sécré-
tion des sueurs, mais, par l'habitude de l'impression du froid, rendent la peau moins sensible à
l'action de toutes les causes de refroidissement
que nous avons dit être ici si fréquentes. Les
bains froids ne doivent pas être pris lorsqu'on
est échauffé par le travail, ou lorsque le corps est
souffrant de quelque indisposition ou de quelque
fatigue. L'heure la plus propice est le matin ou le
milieu du jour, après qu'on s'est reposé convena-
blement. Pour le nouvel arrivant, le premier ou
les deux premiers bains doivent être pris tièdes ;
l'eau défatigue mieux et calme l'éréthisme qui
résulte d'un long séjour sur la mer, mais il ne faut
pas s'habituer aux bains tièdes. Ces bains, suivant l'expression vulgaire, ouvrent les pores de la
peau, c'est-à-dire augmentent la tendance à transpirer. J'ai vu très-souvent les maladies éclater à
leur suite, soit qu'elles en fussent réellement la
cause accidentelle, soit que les malades, dans
l'imminence de la maladie, prissent le bain pour

se soulager du malaise prodromique qu'ils éprou-
vaient. Je préfère les bains froids au courant
d'une rivière ; ils tonifient la peau et la rendent
moins perspirable. » Les Européens qui rencontrent à la campagne et dans les villes toutes les
facilités pour la satisfaction de ce plaisir, adop-
tent vite l'usage des bains froids. Il n'en est pas
de même des équipages de commerce qui vivent
à bord, où ils se livrent au déchargement et au
chargement, en conservant leurs grossiers et
lourds vêtements de laine, si peu en harmonie
avec le climat, et dont le contact irrite la peau et
excite la transpiration dont ils retiennent les produits. Au nombre des prescriptions hygiéniques
qui devraient être observées, surtout sur les
rades malsaines, il faut noter l'abandon de ces
épais lainages que les marins ne renouvellent pas
assez souvent, et l'usage d'ablutions journalières
sur tout le corps.

Comme sous des latitudes plus élevées, le choix
du vêtement est une question hygiénique importante sous les latitudes chaudes. Il y a dans le
vêtement des peuples, à côté de notions saines,
des préjugés, des traditions, des modes bizarres
qui, même chez les nations civilisées, priment les
données les plus élémentaires de l'hygiène. Que

d'ornements lourds, gênants, inutiles dans le
costume militaire ! Les Arabes conservent plutôt
par tradition que par nécessité les amples vêtements de laine, et se chargent la tête du poids du
turban. Les mahométans de l'Inde l'allègent en
le formant de longues pièces de mousseline, et
portent des étoffes légères. Le vêtement qui convient le mieux à la race européenne sous les tropiques est celui du planteur de l'Amérique, fait
de toile ou de coton avec le grand chapeau de
paille aux larges bords. Le coton vaut mieux que
la toile, qui absorbe moins bien la transpiration,
et rend la peau plus impressionnable au refroidissement. La suppression de la transpiration par
les courants d'air et par le moindre abaissement
de température détermine si souvent du rhumatisme musculaire, de la fièvre et des affections catarrhales que l'usage de la flanelle est conseillée
dans les pays chauds pour prévenir cette cause
si fréquente de maladies. « On trouve dans nos
Antilles, écrit M. Rufz, toute proportion gardée,
plus de personnes qui portent des gilets de flanelle que dans les contrées les plus froides. Cette
précaution pour isoler le corps, le mettre à l'abri
de l'évaporation et entretenir autour de lui une
température toujours égale a paru si nécessaire,

que les nations française et anglaise l'ont adoptée pour leurs soldats. » Si utile que soit cette
précaution, elle ne me semble pas une nécessité
imposée par le climat. Là où les races indigènes
peuvent vivre nues, le climat ne réclame qu'un
costume léger. Aux Antilles, l'usage de la flanelle ne fait pas partie de l'hygiène de la première enfance. A un peu de pâleur près, l'enfant
s'y développe bien, s'ébattant en plein air, avec
une chemise de toile pour tout vêtement. Les
femmes, réfractaires en général à l'emploi de la
flanelle, ne s'en trouvent pas plus mal. Nous ne
saurions trop engager les sujets délicats, prédisposés aux maladies thoraciques, à en adopter
l'usage dans les pays chauds.

Les habits de drap mince ne sont portés que
par suite d'une concession aux convenances sociales, et l'on s'empresse de les quitter et de leur
substituer des habits plus légers dans l'intimité
de la vie domestique. Tout vêtement un peu
épais, comme ceux qu'on appelle en Europe de
demi-saison, n'est pas tolérable sous les tropiques,
même par les jours les plus frais, les plus cou-
verts et les plus humides. Il ne faut pas trop
généraliser et être absolu. Certains climats partiels, certaines nécessités météorologiques créent

des nécessités dont il y a à tenir compte. Ainsi le brusque écart entre la température du jour et celle de la nuit explique l'usage de vêtements chauds supplémentaires. L'abaissement du thermomètre suivant les altitudes nécessite l'usage du vaste manteau dont s'enveloppent le Mexicain et l'habitant des Andes. A ces exceptions près, tout, dans le costume comme dans les habitudes domestiques et la distribution intérieure des édifices, est en harmonie avec les conditions du climat. Tandis que dans les pays tempérés, les carreaux aux fenêtres, les tapis, les lourdes tentures, les meubles de velours et de soie font des intérieurs confortables l'hiver et peu agréables l'été ; dans les pays chauds, les vérandas, les persiennes, les larges fenêtres opposées, l'absence de carreaux et de rideaux, les meubles légers de canne et de rotin, l'eau à profusion, les tonnelles de verdure à l'extérieur, tout est disposé pour atténuer les effets d'un perpétuel été. Ces précautions contre la chaleur ont des inconvénients liés à leurs agréments. Les courants d'air qui s'établissent entre des fenêtres multipliées et directement disposées les unes en face des autres, sont une source d'indispositions et de maladies, parfois très-graves. Par imprévoyance ou par plaisir, on reste exposé, tout en sueur, à une évaporation rapide qui produit un refroidissement avec ses conséquences prochaines ou éloignées. Deux ou trois vitres bien placées ménageraient dans chaque maison, comme l'observe M. Rufz, des retraites où l'on serait à l'abri de ce danger.

Il y a dans la science des opinions qui se transmettent comme des vérités indiscutables lorsqu'un contrôle un peu sérieux suffirait pour en interrompre la tradition. L'appropriation du régime végétal aux conditions des climats chauds est une de ces vérités de convention qui ne résistent pas à l'examen. Depuis Haller, qui l'avait expérimenté sur lui-même pour combattre des accès de goutte, d'autres observateurs ont constaté comme lui que ce régime cause une diminution des forces musculaires et de l'action cérébrale. Peu favorable aux travaux intellectuels, il l'est encore moins aux travaux industriels et agricoles, qui produisent une grande déperdition des forces. Les sectes philosophiques et religieuses qui l'adoptèrent, s'établirent dans les régions méridionales, et c'est encore sous des latitudes brûlantes que se rencontrent les peuples, comme les brahmanes de l'Inde, qui vivent presque uniquement des fruits de la terre. La pensée

religieuse ne prime-t-elle pas ici la donnée hygiénique? Mais de ce qu'un semblable régime n'est
possible que sous les climats chauds, s'ensuit-il
qu'il soit imposé par eux? La nécessité n'est
qu'apparente; lié aux mœurs, aux traditions,
l'usage n'a pas été une prescription émanée des
conditions mêmes du milieu. Sous un climat plus
rigoureux, la sévérité de la diète des cénobites
de la Thébaïde n'aurait pu continuer. D'ailleurs
que prouvent, au point de vue de l'hygiène des
pays chauds, ces habitudes diététiques de sectes
religieuses où les individus, indifférents à leur vie,
se passent sans préoccupation de la continuation
et de la prospérité d'un état social dont ils se sont
retirés?

Le régime végétal ou faiblement animalisé n'est
considéré comme le plus convenable pour les
races tropicales que par suite de théories physiologiques peu rationnelles ou d'une observation
superficielle et incomplète. Le principe posé, on
en tire la conclusion indirecte que la race blanche
doit adopter l'alimentation de ces races. Or, si
dans les localités même les plus salubres ce régime était imposé à l'Européen, l'acclimatement
serait de toute impossibilité. Beaucoup de peuplades n'ont qu'une sobriété relative et tempo-

raire. L'Arabe, qu'on aime à citer, traversant ses déserts de sable en vivant de gomme et de dattes, sacrifie volontiers un mouton qu'il accommode avec du riz. Sous les mêmes lignes isothermiques se trouvent des tribus qui vivent uniquement des fruits de la terre, d'autres qui demandent à la chasse leur principale alimentation. Si le brahmane de Bernardin de Saint-Pierre trouve dans le bananier les éléments de sa hutte, de son vêtement et de sa nourriture; si les coolies de l'Inde font du riz leur alimentation presque exclusive, dans les mers du Sud les habitants des îles qui y sont parsemées, sont chasseurs, ichthyophages, et quelques tribus sont même anthropophages.

Les hommes du Nord ont besoin d'aliments azotés et carbonés ; aussi font-ils un large usage de la chair et du sang des quadrupèdes et des poissons, de la graisse et des huiles de ces animaux, substances dont les éléments hydro-carbonés, brûlés dans les capillaires et les poumons, développent la chaleur nécessaire pour réagir contre le froid. Ils ont à renouveler continuellement leurs forces dans ce rude et incessant combat contre les influences extérieures. L'habitant des régions équinoxiales semble favorisé par le climat, et n'avoir d'autre peine que celle de se laisser vivre. Aussi l'indolence est-elle dans le sang des races tropicales. Ces climats sont perfides sous leurs apparences bienfaisantes. Le danger n'est pas prochain ou immédiat, comme dans les contrées du Nord où la vie ne se maintient que par la lutte de l'individu contre l'intensité de l'hiver. Ici le péril est éloigné ; il ne se montre que lorsque l'économie, lentement affaiblie par des influences déprimantes, n'a plus assez de ressort pour leur résister. La mort arrive graduellement ou elle est brusquement produite par quelque maladie insidieuse ou pernicieuse. Dans ces climats, où les déperditions sont si considérables, même dans l'état d'oisiveté, il faut une alimentation substantielle pour réparer les forces épuisées par le travail et par le poids du jour. « En Europe, observe avec justesse M. Rufz[1], quoique l'habitant des campagnes fasse beaucoup moins usage de l'alimentation animale que l'habitant des villes, il a cependant le teint meilleur, plus de forces et respire davantage la santé. C'est que dans les climats froids l'air vient en aide à l'alimentation intestinale. Aux Antilles, au contraire, l'air énerve, débilite, et dans beaucoup de lieux il est chargé de principes délétères ;

1. *Loc. cit.*, p. 87.

aussi l'habitant des villes, l'ouvrier, le pacotilleur qui peuvent manger de la viande conservent mieux leurs forces et leur teint que le petit habitant réduit à se nourrir de racines et de morue. »

Les races colorées non-seulement ne sont pas réfractaires aux influences de leur propre climat, mais souvent la pauvreté de leur régime leur permet une résistance moindre que celle de l'Européen. Les Indiens, qui vivent de riz, ont peu d'énergie morale et une vigueur physique médiocre. Transporté aux Antilles, le coolie gagne en énergie musculaire lorsque, n'écoutant plus ses préjugés religieux, il adopte le régime mixte du nègre. La force physique de l'immigrant africain s'accroît par le fait d'une alimentation plus abondante et plus régulière que celle de son pays. C'est sous la zone torride un résultat semblable à celui qu'on a constaté en France sur des ouvriers employés à de grands travaux de forges et de chemins de fer. Une plus forte proportion de viande dans le régime, en fortifiant leur santé, augmente de beaucoup le nombre de leurs journées de travail dans l'année. Nul doute que des populations qui traînent une existence misérable et tendent à disparaître verraient changer leurs destinées, si un progrès vers la civilisation par le travail arrivait à substituer au riz, au maïs, à une alimentation précaire et insuffisante un régime mixte réparateur. Aux Antilles, la race nègre créolisée, plus robuste que les Africains dont elle descend, doit sa force musculaire et son aptitude aux travaux agricoles, à un régime mixte et animalisé dans une certaine mesure. Ceux que la paresse éloigne du travail et dont l'alimentation est précaire, résistent mal aux mauvaises influences du climat, et présentent souvent les symptômes de cette grave maladie, le mal d'estomac du nègre, qui n'est que l'anémie dans toute son intensité.

La sobriété des races tropicales ne peut dépasser certaines bornes sans que l'état maladif n'apparaisse. Les individus qui se livrent à de rudes travaux et qui ont à réparer la déperdition des forces causée par une abondante transpiration ne résistent pas longtemps si leur régime est insuffisant. Ces races sont plus éprouvées par certaines endémies que les Européens. Elles sont plus sujettes à ces anémies avec complications intestinales si bien nommées par le père Dutertre, le premier historien des Antilles, le mal de la misère. C'est encore la misère, c'est-à-dire l'alimentation insuffisante et le manque de soins hygiéniques, qui occasionne cette lésion si commune chez les races colorées : les ulcères, dont le phagédénisme est le caractère essentiel. « Aucune race, dit M. Le Roy de Méricourt [1], n'est exempte, mais la rapidité de la marche, l'étendue, la profondeur des désordres sont, pour les différentes races, en raison du peu de réaction qu'elles présentent et des conditions hygiéniques que leur état social entraîne. Pour une même race, le même rapport s'applique aux individus. » Que les races colorées soient placées dans les conditions hygiéniques favorables des Européens, le phagédénisme diminue de fréquence et de gravité. Il acquiert, au contraire, des proportions énormes sur les Européens lorsque les agglomérations et les privations qui se produisent dans les colonisations et les expéditions lointaines, les ramènent aux tristes conditions des indigènes. C'est toujours au concours des mêmes causes qu'est dû ce travail de destruction des tissus qu'on observe sur les points les plus divers des latitudes chaudes, comme l'indiquent les noms suivants empruntés aux localités : ulcère de Cochinchine ou annamite, plaie de l'Yémen, ulcère de Mozambique et du Sénégal, ulcère des Antilles et de la Guyane, ulcère

1. *Archives générales de médecine navale*, janvier et mai, 1864.

de la Nouvelle-Calédonie, désignations qui s'appliquent à une même lésion : l'ulcère phagédénique endémique des pays chauds.

C'est encore à leur régime et à leurs habitudes hygiéniques que les créoles et les Européens doivent de résister mieux que les races colorées aux épidémies que j'appellerai accidentelles pour les distinguer des endémo-épidémies comme la dysenterie, la fièvre jaune et les fièvres pernicieuses palustres. La variole et le choléra, dont l'apparition est accidentelle, et le retour imprévu aux Antilles, atteindront légèrement la race blanche et séviront avec une effroyable intensité sur les races colorées. A la Trinidad et à Sainte-Lucie, en 1854, en 1865, à la Guadeloupe, le choléra les a terriblement éprouvées. Ces faits, dont il existe des exemples pour d'autres localités de la zone tropicale et qui démontrent une résistance plus grande de la race européenne contre des influences pathologiques sous un climat qui n'est pas le sien, révèlent toute l'importance de l'hygiène dans ces questions difficiles et complexes d'acclimatement.

L'Européen, en arrivant dans les pays chauds, ne doit songer ni à imiter la sobriété des indigènes, ni à continuer le régime des pays septentrionaux. La trop grande sobriété diminuerait sa résistance au climat et produirait rapidement l'anémie ; l'intempérance l'exposerait aux maladies les plus graves. Ce n'est pas seulement parce que leur pays est plus rapproché des latitudes chaudes, que les Espagnols et les Portugais s'acclimatent et prospèrent mieux que les autres peuples de l'Europe, sous la zone torride ; c'est encore à leur vie sobre qu'ils le doivent. Les Anglais résistent mal au climat de l'Inde où ils transportent, comme dans le monde entier, les habitudes d'existence de leur brumeuse patrie. Une alimentation trop animalisée et des excès alcooliques ne peuvent qu'être préjudiciables pour l'acclimatement de l'individu et l'avenir de la race. Le régime carnassier, bien qu'il ne soit pas approprié aux climats chauds, y est cependant préférable au régime végétal. Il n'empêche pas la race européenne de prospérer au Brésil, où, suivant M. Lucien Papillaud [1], le peuple fait entrer beaucoup trop de viande dans son alimentation, les plus minces ménages en consommant journellement de 2 à 3 kilogrammes. Le régime qui convient le mieux à l'Européen, sous les tropiques, est celui dont on use l'été dans les pays tempérés ;

1. *Gazette médicale de Paris*, 1848, n° 8.

celui des créoles de race blanche se rapproche assez de ce dernier. La variété des substances végétales qu'introduit dans l'alimentation en Europe le retour de la saison chaude, est une nécessité passagère que rend constante dans les contrées chaudes la permanence de causes météorologiques semblables, mais plus puissantes.

Dans la plupart de ces pays, la nature fait largement les frais du festin. C'est, avec plus d'abondance qu'en Europe, à côté de la chair des animaux domestiques, les espèces nombreuses de poissons de mer et d'eau douce et des variétés de mollusques et de crustacés ; à côté des légumes et des plantes potagères, un luxe de fruits de toutes les couleurs et de tous les parfums. Aux productions naturelles du sol, s'ajoutent les denrées alimentaires que le commerce apporte de l'Europe et des États-Unis d'Amérique. Tout d'abord bien des mets et des fruits déplaisent par leur étrangeté ; mais dans cette abondance, les préférences trouvent à se satisfaire et le régime peut être aisément varié. L'Européen ne tardera pas à s'accoutumer aux assaisonnements relevés et à comprendre leur nécessité sous un climat où l'appétit et la digestion ont besoin d'être stimulés. Les populations du

Midi qui usent des condiments, comme les Pro-
.vençaux et les Espagnols, semblent obéir à une
indication semblable. Le poivre, le piment, le
curcuma, le girofle, le gingembre, la muscade,
la cannelle, la vanille, relèvent et aromatisent les
mets des différentes races dans les pays chauds.
Le système médical de l'irritation qui, sans tenir
compte des conditions d'anémie des sujets, y a
exercé une influence déplorable en pathologie,
n'a pas réussi à modifier le régime épicé des
créoles et des Européens acclimatés. Nul doute
que l'excès ne soit préjudiciable ; mais si l'on ne
s'arrête pas à une étiologie banale, il est peu
d'états morbides des voies digestives qu'on puisse
réellement rapporter à l'usage d'une alimentation
épicée. Les substances stimulantes et aromati-
ques en contact avec l'estomac, produisent plutôt un effet physiologique favorable à la digestion.

Les excès de table et de boissons doivent être
évités avec le plus grand soin par l'immigrant,
à toutes les époques de son séjour ; mais surtout
dans les premiers temps. Il faut faire attention
dans les pays chauds aux moindres dérange-
ments intestinaux. L'alcoolisme n'y a pas les
conséquences immédiatement graves qu'il en-

traîne quelquefois dans les pays du Nord ; mais, pour être plus lente, son action n'est pas moins délétère. Près du pôle, l'usage des boissons alcooliques s'explique par l'âpreté du climat ; mais l'excès, loin d'augmenter la calorification, expose l'économie aux mortelles atteintes du froid. Près de l'équateur, c'est l'ardeur de la température et l'abondance de la transpiration qui activent la soif et l'appétence des boissons toniques. Aussi, quels ravages n'exercent pas dans certaines parties de l'Inde l'eau-de-vie de riz, et en Amérique, le tafia, sur les races colorées ! Plus l'homme est éloigné de l'état de civilisation, plus l'ivresse est une passion poussée jusqu'à la fureur. La liqueur de feu a été pour les tribus indiennes des Amériques, un poison qui a brisé leur énergie et les a réduites à de misérables peuplades dont le nombre va sans cesse en diminuant. Aux Antilles, l'ivrognerie à perdre la raison est plus rare qu'en Europe ; on rencontre rarement des noirs saouls. Ce n'est pas à dire qu'ils boivent moins ; mais ils arrivent à un degré de tolérance du tafia, à une capacité alcoolique incroyable. Ceux qui boivent, boivent à tous les instants, peu à la fois ; mais continuellement à chaque étape, à chaque action nouvelle.

« L'ivresse du rhum ou tafia, dit M. Rufz [1], est lourde et triste et non gaie et petillante comme celle du vin. Il résulte de l'usage sourd et continuel du tafia, sous quelque forme qu'en l'emploie, une détérioration fort remarquable de la constitution, une véritable cachexie. Les traits de la face par une sorte d'infiltration séreuse deviennent durs et grossiers ; on dirait un premier degré de l'éléphantiasis, le teint prend une nuance jaune-verdâtre qui, de prime abord, ressemble à la chlorose, mais qui en est cependant distincte. Les individus arrivés à ce degré d'ivrognerie sont dans un état d'hébétude continuel. Leur regard n'exprime plus que la stupidité. Ils exhalent une odeur caractéristique, chez eux le *delirium tremens* n'est pas rare, un peu moins peut-être que dans nos climats froids. Le tafia est pour nos populations ce que l'opium est pour les peuples qui en font usage. » On peut ajouter qu'il est un des principaux obstacles auxquels se heurte l'acclimatement. Les Européens, sur les points les plus divers de la zone tropicale, aux Antilles comme en Cochinchine, n'ajoutent que trop souvent de nouvelles habitudes alcooliques à celles qu'ils avaient déjà, en associant des li-

---

1. *Loc. cit*, p. 90.

queurs fortes exotiques aux vins, aux eaux-de-
vie, à l'absinthe, au vermouth de qualité inférieure que le commerce importe en quantités
considérables.

L'abus des alcooliques ne figure pas au nombre des causes directes dans la production des
endémo-épidémies des pays chauds. Comme
l'observe justement Dutroulau, la dysenterie ne
frappe pas toujours les Européens adonnés à
l'ivrognerie, et c'est rarement à cette cause qu'on
peut rapporter une première attaque de la maladie. Mais l'alcoolisme agit indirectement et pro-
voque les rechutes et les récidives. Cette influence indirecte et puissante est évidente dans
les anémies et les cachexies. L'alcoolisme n'est
nullement un préservatif contre la fièvre jaune,
même chez l'Européen qui compte plusieurs années de séjour. Joint à l'alimentation insuffisante,
qu'il tend à atténuer encore, en émoussant le
sentiment de la faim, il est pour les races dont il
détruit la résistance aux maladies une cause
d'inacclimatement ou de décadence dans la zone
torride. L'abus passager ou continu se retrouve
dans le plus grand nombre des cas de folie observés dans ces régions. A l'hospice des aliénés de
la Martinique où sont dirigés aussi des malades

de la Guyane, de la Guadeloupe et des Antilles anglaises, parmi les formes variées des affections mentales chez l'Européen, le créole, le nègre, le mulâtre et le coolie de l'Inde, on peut constater la part importante de l'alcool dans l'étiologie.

Une sobriété intelligente est un précepte que l'Européen ne doit jamais enfreindre dans les pays chauds. Des habitudes, normales peut-être dans des contrées froides et humides comme l'Angleterre et l'Écosse, sont funestes dans l'Inde et aux Antilles. On ne saurait trop se défendre contre la séduction des boissons alcooliques, tant, par l'effet de la température, l'abus est près de l'usage. Une faible quantité de rhum mélangé à l'eau fraîche donne une boisson agréable, stimulante, propre à calmer la soif aux heures chaudes du jour, sans exposer au danger des refroidissements. Le péril est dans la vivacité et l'intensité de la sensation de la soif qui se renouvelle promptement. Boire est un plaisir dont ceux qui ont subi l'ardeur accablante du soleil des tropiques connaissent seuls toute la vivacité. Cet impérieux besoin est encore augmenté par l'usage et l'abus trop répandu du tabac qui, outre ses inconvénients particuliers, a celui d'inciter aux habitudes alcooliques. L'immigrant ne devra pas s'abandonner non plus à cette appétence des boissons aqueuses, limonades et autres tisanes qu'excite déjà l'ardeur du climat et auxquelles, sous prétexte de le rafraîchir, le condamne une fausse expérience. « Cette quantité de boissons aqueuses détermine, rapporte M. Rufz[1], une sorte de pléthore qui se résout par des flux intestinaux. L'Européen ne doit point favoriser des fluxions auxquelles il ne sera que trop prédisposé par l'action du climat. J'en dirai autant de l'usage abondant des fruits qui, partout, est laxatif. Il faut prendre garde à la moindre diarrhée, il faut se soigner aux moindres indispositions et leur opposer le plus tôt possible les premiers et les meilleurs de tous les remèdes, le repos et la diète. »

Les différents vins de France, ceux de Bordeaux que le voyage améliore et les vins plus colorés de la Provence, sont la boisson de table dans les colonies françaises. Dans les pays espagnols et anglais, on consomme plutôt les vins plus alcoolisés d'Espagne, de Portugal et des Canaries. L'usage du vin est salutaire et nécessaire à l'Européen ; car aucune autre boisson

1. *Loc. cit*, p. 66.

n'en saurait égaler les propriétés nutritives et toniques. Dans les premiers temps de son arrivée surtout, il ne pourrait être privé tout à coup, sans inconvénient, d'une boisson à laquelle il est habitué depuis l'enfance. Grâce au vin, l'immigrant pourra combattre ou du moins retarder l'usage préjudiciable du tafia et autres composés alcooliques, non moins dangereux. Dans presque toutes les villes maritimes, on rafraîchit le vin et on compose des breuvages frais avec la glace, qui est devenue presque une nécessité de la vie sous la zone tropicale. Elle y est apportée sur les points les plus divers, aux Antilles et même dans l'Inde, par les navires des États-Unis d'Amérique, en cubes énormes, égaux entre eux, se prêtant à l'arrimage et se conservant bien pendant la traversée et dans les glacières destinées à les recevoir. Les boissons glacées n'ont aucun inconvénient dans ces climats brûlants, si l'on n'en fait pas abus et si elles sont prises après un intervalle de repos qui diminue la transpiration et l'échauffement du corps. Elles stimulent la digestion, et, comme elles apaisent aisément la soif, elles empêchent de se livrer à ces excès de boissons aqueuses qu'explique une transpiration incessante.

Le thé, le café et le chocolat qui entrent dans une mesure très-large, mais très-inégale, dans l'alimentation des peuples de l'Europe et de l'Amérique du Nord, font partie de la consommation des pays chauds, mais dans une mesure bien différente pour chacune de ces substances. Le thé, qui est une nécessité journalière pour les populations du Nord, est une boisson d'hiver peu usitée par celles du Midi, et par les habitants des tropiques. Dans certains pays, on le remplace par des infusions analogues dont quelques-unes seulement sont très-usitées. Au Brésil, dans les provinces méridionales dont la température n'est plus celle des pays chauds, puisqu'elle s'abaisse à zéro l'hiver, l'infusion de matte composée des feuilles et des tiges récentes de l'*ilex paraguayensis*, préalablement desséchées, constitue une boisson alimentaire dont l'usage est aussi répandu que celui du thé en Angleterre. Le chocolat, qui est l'aliment de prédilection des Espagnols, est consommé avec avantage dans les pays tropicaux, dans une proportion plus grande que le thé, mais moindre que celle du café. Celui-ci y est d'un usage si général, il fait tellement partie des habitudes des différentes races, qu'il est devenu la boisson nécessaire des pays chauds. Ce choix s'explique par ses propriétés stimulantes et toniques qui facilitent la digestion, favorisent l'assimilation et ralentissent la dénutrition des organes. M. Rufz attribue d'autres propriétés au café; celles d'être un préservatif contre les fièvres et de constituer, dans leur traitement et leur convalescence, un des meilleurs succédanés du quinquina. Les inconvénients sont si légers, qu'ils ne retentissent même pas sur la santé des enfants aux colonies. « On sait, rappelle M. Rufz, que dès leur âge le plus tendre, ils font tellement usage de café, que si cette substance exerçait sur l'économie quelques influences fâcheuses, il ne serait pas possible de conserver un seul enfant à la Martinique. » L'Européen adopte volontiers l'usage de ces pays de boire le matin au réveil une tasse de café noir. Il y puise une excitation légère qui tient en éveil les forces physiques et intellectuelles, et l'aide à réagir contre la torpeur qui tend à envahir l'esprit et les sens à mesure que s'avance l'accablante journée de ces climats.

Ainsi, peu à peu, par le fait des impressions climatériques, des habitudes hygiéniques, des mœurs et des coutumes adoptées, l'Européen s'éloigne des conditions de son pays d'origine et se rapproche de celles du nouveau milieu qu'il habite. Il arrive à ressembler à ceux qui proviennent de sa race modifiée par les influences exercées sur les générations qui se succèdent. Dans les pays chauds salubres, qu'il ait ou non contracté des maladies, il est acclimaté après un certain temps dont la durée, relativement courte, varie suivant les individus. L'acclimatement n'est complet que bien plus tard dans les régions insalubres. Ce n'est qu'au bout de plusieurs années que l'égalité devant les mauvaises chances est la même pour le créole et l'Européen.

CHAPITRE III

HYGIÈNE ET ACCLIMATEMENT DE LA RACE EUROPÉENNE DANS LES PAYS TROPICAUX INSALUBRES.

Y a-t-il des maladies nécessaires à l'acclimatement ? — Bourbouilles. — Fièvre d'acclimatement aux Antilles. — Fièvres graves. — Immunité des créoles pour la fièvre jaune. — Conditions de l'immunité pour les Européens. — Des constitutions et de l'âge au point de vue de l'acclimatement. — Du choix de la saison pour l'arrivée. — Fièvre jaune. — Faible importance de l'analogie des climats dans la prophylaxie. — Conservation et perte de l'immunité. — Traitements préventifs. — Hygiène privée : précautions à prendre. — Lieux de préservation. — Conditions de la transmission. — Hygiène publique : mesure de préservation pour les navires. — Isolement des équipages dès l'arrivée. — Règles hygiéniques pour les marins dans les rades infectées. — Période d'immunité entre les épidémies de fièvre jaune aux Antilles. — Continuation de l'immunité malgré l'agglomération des Européens. — Fait favorable à l'immigration.

L'Européen est-il condamné, par le fait de son séjour dans les pays chauds, à contracter des maladies nécessaires à son acclimatement ? La question mérite d'être examinée. Dans les mois les plus chauds, quelques jours après son arrivée, l'Européen présente une éruption vésiculeuse connue sous les noms de *boutons chauds, bourbouilles, prickly-heat,* éruption qui se répète à plusieurs reprises. Elle est formée de groupes de très-petites vésicules sur la partie interne des avant-bras, sous les aisselles, autour des poignets, sur les épaules, autour du cou, derrière le dos, au-devant de la poitrine, sur l'épigastre et les hypochondres. Incommode par le prurit qu'elle occasionne et qui s'exaspère aux heures les plus chaudes du jour, elle amène chez les enfants et chez les personnes nerveuses un état d'éréthisme insupportable. Des bains frais aident à atteindre l'époque où cette efflorescence s'efface sans in-convénient pour la santé générale. Avec le retour des fraîcheurs, elle disparaît pour revenir l'année suivante avec l'hivernage. Liée à la transpira-tion, sans en dépendre nécessairement, car il est des personnes qui transpirent abondamment sans la présenter, cette éruption se montre sur tous les âges, sur les créoles aussi bien que sur les Européens. Peu de personnes en sont exemptes.; l'Européen peut figurer cependant au nombre de ces dernières. Les bourbouilles, qui n'ont d'ail-leurs aucune importance morbide, ne sauraient constituer une maladie d'acclimatement.

Si l'on juge des autres points de la zone tor-ride par ce qu'on observe aux Antilles, l'acclima-tement s'y accomplirait, comme sous la zone tempérée, en dehors de toute intervention morbide. Mais, si celle-ci n'est ni fatale ni nécessaire, il se peut que, dans des conditions données et pour un certain nombre d'Européens, elle hâte et favorise l'acclimatement. Tel est le sentiment d'un observateur distingué, M. Rufz de Lavison[1]. « Lorsque, dit-il, ni la fièvre jaune, ni la fièvre intermittente, ni la dysenterie ne sont dans l'air, il se déclare souvent une fièvre caractérisée par la céphalalgie, la chaleur, la coloration de la peau, la soif, une grande courbature, par l'appareil symptomatique qui signale le début de la fièvre jaune. En effet, les médecins ne manquent pas de dire : « Si nous étions en temps « de fièvre jaune, cela serait une fièvre jaune ; « mais, hors le temps d'une épidémie, cela ne va « pas plus loin. » Tout cet appareil symptomatique cède bientôt sous l'influence des premiers moyens de traitement, surtout d'une saignée proportionnée à la constitution du malade, et, dès le troisième ou quatrième jour, on est en pleine convalescence. Cette fièvre, que nous pouvons considérer comme la vraie fièvre d'acclimatement, dégagée des mauvaises influences épidémiques, cette fièvre dispose l'individu à suppor-

1. *Étude sur la population de la Martinique*, 1850-62, p. 51.

ter plus patiemment le climat; elle le décharge de cette pléthore qui l'alourdissait, le laisse plus allègre et mieux disposé au travail; c'est le vrai et naturel tribut à payer au climat... C'est une opinion, je ne dirai pas fondée, mais existant dans le pays, que ceux qui ne payent pas ce premier tribut conservent une disposition à plus de gravité dans les affections qu'ils peuvent contracter plus tard. » Cette fièvre, dite *inflammatoire*, est, aux Antilles, la seule maladie qui favoriserait l'acclimatement. Toutes les autres affections le retardent ou le compromettent. Elle n'est pas d'une nécessité absolue, puisque l'acclimatement arrive à être complet et définitif sans son intervention et celle-ci ne préserve pas l'Européen de la fièvre jaune, le plus grand péril qui le menace.

Son acclimatement peut s'accomplir sans qu'il subisse les atteintes des endémo-épidémies, sans qu'il passe par les épreuves de la fièvre jaune. Il peut même, relativement à celle-ci, présenter une immunité analogue à celle des créoles. Avant d'aller plus loin, il convient de s'arrêter à cette immunité et de l'étudier. Résulte-t-elle pour les créoles adultes, qui n'ont pas quitté leur pays dans leur enfance, de fièvres contractées pendant les épidémies de typhus ictérode, fièvres qui ne seraient que des formes plus ou moins accentuées de celui-ci? De cette façon, la préservation ne serait acquise que par une atteinte antérieure de la maladie. Dans les intervalles de dix années qui séparent ordinairement, aux petites Antilles, deux épidémies de fièvre jaune, on observe de nombreux cas de fièvre, dont quelques-uns rappellent le vomito-négro. Les traits du tableau ne sont pas tous semblables dans les cas graves; mais les principaux ne diffèrent pas; c'est la même injection de la face et des yeux, à laquelle succède une teinte citrine qui devient de plus en plus jaune; ce sont les mêmes vomissements noirs, les mêmes vomissements de sang. Quand la fièvre jaune règne épidémiquement sur les Européens, ces fièvres augmentent parfois de fréquence sur les créoles et les races colorées. Elles n'existent pas seulement aux Antilles, mais au Mexique et sur différents points de l'Amérique méridionale. Si des analogies les rapprochent de la fièvre jaune, des différences notables empêchent de les confondre. On peut, sans s'engager dans l'étude difficile de la pyrétologie des pays tropicaux, séparer ces fièvres graves du typhus ictérode. L'observation dans un centre restreint élucide la question. Or, voici ce que j'ai vu pendant mon séjour à Saint-Pierre (Martinique).

En 1856 et 1857, la fièvre jaune régnait dans la ville et frappait surtout les marins de la rade, Français, Anglais et Américains des Etats-Unis. Pendant cette période, les fièvres n'étaient pas plus fréquentes ni plus graves sur les créoles qu'en temps ordinaire. Elles ne régnaient pas épidémiquement sur l'enfance. Le 27 juillet 1857, la fièvre jaune disparaissait, en faisant une dernière victime, pour ne revenir qu'en 1869. Dans le second semestre de 1859, deux ans après l'épidémie, sans qu'il y eût un cas de fièvre jaune sur les marins, dans la garnison, parmi la population européenne de la ville, la fièvre prit un caractère épidémique et sévit particulièrement sur l'enfance. En 1861, j'observai une seconde petite épidémie sur les enfants, et celle-ci, à l'inverse de la fièvre jaune, frappa mortellement des sujets déjà gravement atteints en 1859. Comment admettre que les cas graves de 1859 et de 1861, avec coloration jaune et vomissements noirs, étaient des atteintes graves de fièvre jaune, les cas moins sérieux des atteintes légères, lorsque cette affection avait disparu de Saint-Pierre depuis juillet 1857 ? En 1859, lorsque la fièvre régnait épidémiquement sur les enfants de tout âge et de toute race, créoles, blancs, noirs et mulâtres, et atteignait les adultes, la population européenne présentait ce singulier contraste que l'épidémie ne la touchait même pas. Et ce n'est pas à dire, dans l'hypothèse où celle-ci serait considérée comme appartenant à la fièvre jaune, que l'épidémie de 1857 avait aguerri les Européens. Ces derniers forment à Saint-Pierre une population flottante souvent renouvelée par le changement de garnison, l'arrivée de nouveaux immigrants et le personnel changeant des navires de commerce.

L'observation des faits n'établit pas l'identité entre la fièvre jaune et les fièvres graves de Saint-Pierre. Une attaque légère de la première ne suffit pas pour empêcher la récidive ; une attaque sérieuse confère l'immunité. Il n'en est pas ainsi des secondes : l'atteinte la plus grave ne met pas à l'abri de la récidive. J'ai vu mourir, en 1861, avec des vomissements noirs, des enfants qui avaient eu les mêmes symptômes en 1859. Autant, après la fièvre jaune confirmée, la récidive est exceptionnelle, autant l'immunité est précaire pour celui qui a pris ces fièvres de Saint-Pierre. L'immunité des créoles pour la fièvre jaune ne saurait donc provenir d'une atteinte légère ou grave d'une fièvre dont le caractère nosologique est mal déterminé. Ces fièvres entrent-elles pour une part quelconque dans le fait complexe de l'immunité? Leur rôle n'est que secondaire tout au plus. Des créoles bravent impunément les épidémies de fièvre jaune à la Martinique sans avoir jamais eu d'accès fébriles ni à Saint-Pierre, ni dans les localités de la colonie où s'est écoulée leur enfance. On ne peut affirmer que ce soit la fièvre grave prise par le créole dans son enfance qui le préserve à l'âge adulte contre la fièvre jaune.

La préservation tient à d'autres causes, encore obscures. Elle n'est pas indéfinie, et le créole qui, après un long séjour dans les pays tempérés, revient dans son pays, peut y contracter la maladie. Il y est toutefois moins exposé que l'Européen. L'immunité n'est pas un privilége des races tropicales, qui sont moins impressionnées parce qu'elles sont presque insensibles aux influences climatériques, causes indirectes si puissantes du développement de la maladie chez les Européens. Comme ceux-ci, les indigènes sont frappés dans les pays où la fièvre jaune n'apparaît épidémiquement qu'accidentellement et à de grands intervalles. Ce fait a été successivement observé à Gorée, à Saint-Louis du Sénégal et à Cayenne. L'immunité n'est absolue pour l'Européen qu'à deux conditions : qu'il ait préalablement subi l'épreuve de la maladie ou que, sans la contracter, il ait traversé une précédente épidémie. Il n'a pas besoin, pour être aguerri, d'avoir pris des fièvres ayant quelque analogie avec la fièvre jaune. Il a d'autant moins de chances de contracter celle-ci que son séjour est plus ancien. Le terme nécessaire pour assurer une préservation complète est difficile à assigner et elle n'est nullement établie par les maladies précédemment subies, la dysenterie, l'hépatite, l'anémie qui compromettent l'acclimatement.

On est autorisé à penser que l'acclimatement des Européens, sous la zone torride, s'accomplit sans l'intervention nécessaire de maladies dites d'*acclimatement* et en dehors des maladies communes. Malgré cet avantage, qui ne différencie pas l'acclimatement dans les régions tropicales de celui des régions tempérées, l'arrivée et le séjour court ou prolongé de l'Européen dans les localités insalubres n'en sont pas moins entourés de graves dangers. Ces dangers, contrairement à des affirmations hasardées, sont plus grands pour les organisations faibles que pour les bonnes constitutions. Par toute la terre, au pôle comme sous l'équateur, une bonne santé est la condition même de l'acclimatement. « Il faudrait se garder de croire, dit M. Rufz[1], que les hommes faibles, à constitution maladive, sont ceux qui se trouvent le mieux de notre climat ; que les forts, les bien portants sont ceux qui souffrent le plus des épreuves qu'il y a à subir, et qu'il faille s'apitoyer sur les fraîches couleurs et la vigueur de l'arrivant et en tirer pour lui un fâcheux horoscope. Ce sont les belles et bonnes constitutions qui résistent le mieux à nos maladies. Il faut de bons organes pour affronter le travail sous notre soleil. Malheur à ceux dont les poumons ou l'estomac sont entachés de quelque germe fatal. Ils ne feraient qu'y trouver, un peu moins péniblement peut-être, le terme de leur malheureuse destinée. L'âge pour venir aux colonies est la jeunesse dans toute sa force et dans toute sa fleur, de quinze à trente ans. Parmi les morts de la fièvre jaune et de la dysenterie, ce sont les hommes de cet âge qui, toutes proportions gardées, fournissent les moins gros chiffres. »

Dans les pays insalubres, c'est ordinairement pendant l'hivernage, saison des pluies et des

1. *Loc. cit.*, p. 34.

orages, où les conditions de chaleur et d'humidité sont à leur summum, qu'éclatent les endémo-épidémies ou qu'elles se réveillent avec une terrible intensité. Aux Antilles, cependant, certaines épidémies de fièvre jaune se sont montrées vers la fin de l'année et ont exercé leurs ravages pendant la saison fraîche. C'est surtout pendant cette saison que se déclarent les fièvres dans les quartiers palustres de la Martinique. Dans cette colonie, l'hivernage n'est pas toujours l'époque la plus malsaine de l'année, et les deux mois les plus chauds, juillet et août, ne comptent pas plus de maladies que les autres. Comme l'indique M. Rufz, on peut venir en toute saison aux colonies quand la fièvre jaune n'y règne pas. La saison fraîche doit être préférée, parce que l'économie a moins à souffrir des conditions du climat et que l'acclimatement météorologique a lieu par une gradation mieux ménagée et par cela même moins susceptible d'être troublée par l'action des causes morbides.

Les principales maladies que l'Européen a à redouter sont : la fièvre jaune, la dysenterie, les fièvres paludéennes, l'hépatite et l'anémie. La plus terrible de ces maladies, la fièvre jaune, frappe les diverses constitutions, les tempéraments différents, les différents âges, les nouveaux arrivés surtout, quelle que soit leur profession, marins, soldats, prêtres, religieuses, commerçants, l'homme sobre et celui qui fait des excès, mais celui-ci de préférence à celui-là, l'homme du Nord comme celui du Midi. Notre observation personnelle ne fait que confirmer pour la fièvre jaune ce que M. Rufz [1] avait déjà noté pour les maladies en général relativement à la provenance des individus. « Que l'individu, dit-il, vienne du Nord ou du Midi, de Dunkerque ou de Marseille, nous n'avons jamais constaté que la provenance exerçât une grande influence. Il semble certainement que plus le climat est différent, plus la modification à obtenir doit être profonde ; mais si nous nous en tenons à notre appréciation personnelle,. ce sont les navires de Marseille qui nous ont fourni le plus de malades ; ce que nous attribuons à d'autres causes, par exemple à la composition de leurs équipages, car il se trouve dans les équipages des Marseillais, des Italiens, des Maltais, des Grecs, gens qui, par leur paresse et leur inconduite, perdent toutes les bonnes chances que semblerait devoir donner l'analogie des climats. » Cette analogie des climats, qui en

1. *Loc. cit.*, p. 35.

sécurité ne vaut pas les moindres prescriptions hygiéniques, ne saurait garantir l'Européen, puisque les modifications imprimées à sa constitution par le climat tropical et ses maladies ne suffisent pas toujours pour le préserver de la fièvre jaune. A chaque épidémie, aux Antilles, on voit succomber des Européens qui ont cinq, six années de séjour et qui avaient contracté la fièvre paludéenne, la dysenterie et l'anémie consécutive. Quelques-uns succombent aussi après avoir traversé une épidémie précédente sans en être atteints; mais ces cas sont très-exceptionnels.

L'immunité n'est pas un avantage indéfiniment assuré; la possession ne s'en conserve que par l'usage. Elle se perd après un long séjour dans les régions tempérées, et le nouvel acclimatement nécessaire pour la reconquérir est toujours moins long pour le créole que pour l'Européen. Celui-ci, en revenant en Amérique, est toujours plus apte que celui-là à contracter la maladie, circonstance liée sans doute à la différence d'origine. Trousseau[1] croyait à tort qu'une atteinte légère de fièvre jaune suffit pour conférer l'immunité. Il avait vu dans l'épidémie de Gibraltar, en 1828, que la maladie n'avait pas récidivé chez ceux qui

1. *Clinique médicale de l'Hôtel-Dieu de Paris*, t. I, p. 505.

en avaient offert les symptômes les plus légers quinze ans auparavant. Il est loin d'en être ainsi en Amérique, où la fièvre jaune ébauchée réci·dive parfois d'une année à l'autre dans la même période épidémique. Après une attaque grave bien constatée, la récidive ne s'observe pas. Suivant Dutroulau, la préservation n'est complète et définitive que lorsque la maladie a parcouru ses deux périodes. La fièvre jaune est un fléau et parce qu'elle frappe indistinctement tous les âges et parce que les traitements qu'on lui oppose sont aléatoires. Plus de médication spécifique comme dans la fièvre paludéenne; traditionnelle, c'est-à-dire reconnue efficace par une longue observation, comme dans l'anémie et la dysenterie. Les essais de traitement prophylactique ont déçu les espérances qu'on y attachait. Le capitaine d'un navire de Marseille, après avoir passé le tropique, avait soumis son équipage, à diverses reprises, à l'administration du purgatif de Leroy. Peu de jours après l'arrivée, l'équipage n'en fut pas moins décimé. Sur cette même rade de Saint-Pierre, en 1857, sur l'avis de M. le docteur Martineau, le sulfate de quinine fut essayé, comme moyen préventif, à la dose de 30 centigrammes par homme. Bien que l'expérimentation n'ait pas été poursuivie avec toute l'exactitude désirable, les résultats négatifs démontrèrent suffisamment l'inutilité de la tentative. La prophylaxie consiste seulement dans les ressources générales de l'hygiène, dont l'efficacité n'est ni constante ni absolue. Si elles ne peuvent prévenir le mal, elles mettent du moins les sujets dans des conditions meilleures pour lui résister. L'utilité de l'hygiène privée est incontestable, et l'intervention de l'hygiène publique n'est pas assez considérable dans les pays où la fièvre jaune sévit.

L'Européen devra considérer le péril sans pâlir, car la crainte déprime le système nerveux et favorise l'envahissement de la maladie. Il évitera toutes les causes susceptibles de troubler la santé, excès de travail ou de plaisir, veilles prolongées, excursions à la pluie ou au soleil. En temps d'épidémie, ce n'est pas l'arrivant seul qui doit se garder. Tout Européen fera bien de s'environner de précautions dont la sévérité sera en rapport avec la durée plus ou moins longue de son séjour. Les troubles les plus légers de la santé méritent d'être surveillés. A moins d'une nécessité absolue, il faudra fuir le contact d'un foyer de la maladie. Combien n'avons-nous pas vu de personnes qui, après avoir donné des soins à des amis et troublées encore de leur mort, s'alitaient quelques jours après pour succomber à leur tour! Celui que les devoirs de la position ou les besoins de la vie n'attachent pas à la ville ne peut faire mieux que de se retirer au plus tôt à la campagne. L'arrivant ne fera que traverser le foyer pour gagner les hauteurs. L'hygiène privée n'a qu'à suivre les traditions de l'hygiène publique de l'administration coloniale, qui a établi pour les troupes des camps de préservation dans les localités montagneuses. Condamné à braver le péril, que l'Européen en préserve sa famille en l'envoyant le plus loin possible du littoral, dans des sites dont l'altitude assure une aération fraîche et salubre. Cette mesure, dont l'efficacité se dément rarement, n'est malheureusement pas à la portée du plus grand nombre.

La fièvre jaune est, partout où elle règne, une maladie du littoral : elle y prend naissance, y reste concentrée et n'a que peu de tendance à dépasser une certaine altitude et à former des foyers dans l'intérieur des terres. Rien de plus obscur que les causes et les conditions de transmission de cette maladie. Néanmoins l'observation attentive et séculaire permet de considérer certains points comme démontrés. La fièvre jaune, qui sévit le long du rivage et à l'embouchure des fleuves, où se fait un mélange d'eau douce et d'eau salée, émane-t-elle d'un foyer maritime et a-t-elle une source organique? Ces conditions se retrouvent dans les contrées brûlantes de l'Inde, sans que la maladie y éclate. Comme le choléra, elle a pour origine un miasme spécial, inconnu dans son essence et dans sa genèse. Dans quel rayon peut-il agir? L'expérience démontre qu'il franchit rarement la zone du rivage; il ne s'irradie ni très-haut ni très-loin. Un navire ne peut être atteint de fièvre jaune en mer, même dans les parages où elle règne. Elle ne se déclare parmi l'équipage que s'il a communiqué avec le littoral infecté. La transmission peut se faire d'un malade à des sujets bien portants, et, comme les hommes, les marchandises peuvent servir au transport du mal. Un navire contaminé, sur lest ou chargé, contient dans ses flancs les éléments morbides aptes à reproduire la maladie partout où il aborde, lorsque les hommes sont disposés par les conditions générales ou spéciales, météorologiques ou autres qui président à la genèse et à l'évolution d'une épidémie. Ces idées, généralement acceptées aujourd'hui, ont pour conséquences des mesures quarantenaires sévères.

Il est nécessaire d'isoler complétement les navires non-seulement de la terre, mais encore des
bâtiments voisins qui pourraient être infectés.
Quitter le port qu'on sait être envahi est la mesure de préservation la plus radicale. C'est ainsi
qu'en avril 1857 l'amiral de Gueydon quitta Fort-
de-France avec la division qu'il commandait. Il
put s'applaudir, à son retour, de n'avoir pas eu
un seul malade pendant sa croisière. Cette con-
duite si sage, lorsqu'un navire n'a ni séjourné
longtemps près d'un foyer épidémique ni fourni
aucun cas de fièvre, cesse de l'être lorsque la maladie a éclaté à bord. Tenter par un départ pré-
cipité et en s'élevant rapidement en latitude,
d'arrêter les progrès du mal à bord d'un navire
envahi, n'est qu'une illusion dont la témérité et
l'inanité sont démontrées par une triste expérience. Il faudrait pouvoir évacuer l'équipage sur
des localités élevées et salubres, et soumettre le
navire à des moyens de purification. « Les fréquents appareillages pour les navires station-
naires, écrit Dutroulau [1], et le débarquement
immédiat des matelots sont encore, à défaut d'autres, des moyens de prévenir une épidémie grave.

1. *Traité des maladies des Européens dans les pays chauds.*
Paris, 1861, p. 400.

Le mouillage sur les points des rades ou des baies reconnus les plus salubres, et toujours le plus loin possible des centres de population, l'interruption des communications avec la terre sont enfin des mesures importantes quand on ne peut, ni évacuer ni faire partir le navire. »

Ces mesures ne concernent guère que les bâtiments de l'Etat qui peuvent prendre le large lorsque leur sûreté le commande. Elles sont inapplicables aux navires de commerce, obligés de séjourner en rade et de garder la place qui leur est assignée, lors de leur arrivée, dans la ligne de mouillage. M. le docteur Cornilliac[1] indique très-bien en ces termes l'intervention limitée de l'hygiène au milieu de ces redoutables foyers. « C'est à l'autorité de donner des ordres pour faire rassembler sur une extrémité de cette ligne les bâtiments déjà infectés et à diriger les nouveaux arrivants à l'autre extrémité, de manière qu'ils soient placés au vent de ceux-ci, et de leur interdire toute communication les uns avec les autres : il va sans dire que ces navires doivent être mouillés de façon à maintenir entre eux le plus d'espace possible, car il serait dangereux de les entasser les uns sur les autres, quand cha-

---

1. *Etudes sur la fièvre jaune à la Martinique*, 1864, p. 205.

cun d'eux est et peut devenir un foyer d'infection. Il est incontestable que les bâtiments qui ont stationné au plateau, mouillage ordinaire des navires de guerre devant Saint-Pierre, souvent huit, quinze jours, un mois même, pendant l'année 1857, lorsque la fièvre jaune sévissait sur la rade, ont appareillé de ce point éloigné de la côte pour prendre la mer, sans modification de leur état sanitaire, tandis que ceux qui, après ce séjour, sont venus prendre rang au milieu des autres bâtiments, n'ont pas tardé, quelques jours après, à être décimés par l'épidémie. »

Dans les rades et les ports envahis, les navires alimentent la maladie en se succédant dans son foyer. Il est triste de voir les équipages s'exposer ainsi à une contagion fatale et tomber victimes des seules nécessités commerciales. Si justes qu'elles soient, ces nécessités devraient céder devant l'intérêt plus sacré de l'humanité, et l'hygiène publique devrait intervenir pour limiter l'étendue du mal. Il est à regretter qu'en temps d'épidémie, l'administration et le commerce ne s'entendent pas pour l'organisation d'un service fait par des noirs pour le canotage, le déchargement et l'arrimage des navires. On aurait ainsi la possibilité d'évacuer dès l'arrivée, dans des sortes de camp de préservation, sur des stations élevées, les équipages qui ne réintégreraient le bord que pour les préparatifs de départ. Le péril serait sinon tout à fait écarté, du moins très-atténué, car, au lieu d'être prochaine, l'échéance serait reculée, et peut-être, en s'élevant en latitude, un équipage valide au départ arriverait sans avoir eu de malades ou après n'avoir payé qu'un tribut léger à la maladie.

Plus modeste jusqu'ici, le rôle de l'hygiène est encore utile dans les rades infectées. La santé des marins réclame une surveillance extrême. On ne saurait trop les prévenir des conséquences de la débauche, des veilles et des excès alcooliques. Jamais de travaux excessifs. Tout travail devrait être suspendu pendant les heures les plus chaudes du jour. L'exposition au soleil sera évitée autant que le permettra la nature des occupations, dont un grand nombre peuvent s'accomplir sous la tente. Changer souvent de linge, n'en jamais garder sur soi quand il est transpercé par la transpiration et par la pluie, est une pratique rarement suivie par les marins, dont les gros vêtements de laine irritent la peau et excitent les sueurs. La nourriture exige un contrôle sévère qui en écarte les aliments dont la conservation n'est pas parfaite, et la rende salubre par l'adjonction de la viande fraîche, des fruits et des légumes frais. Le pain frais, le vin et le café entreront dans l'ordinaire des équipages. La plus grande propreté dans les postes de couchage et leur blanchiment à la chaux, l'évacuation des eaux de la sentine, leur désinfection par le chlorure de chaux ou par le sulfate de fer, et partout une aération aussi large et aussi libre que possible, tels sont les soins que leur responsabilité doit imposer aux capitaines. Je ne saurais entrer dans les détails sans empiéter sur le domaine de l'hygiène navale. J'insisterai, en terminant, sur une nécessité qui ne m'a pas toujours paru assez comprise. Tout homme atteint, matelot ou soldat, devrait être, dès la manifestation des premiers symptômes, dirigé sur l'hôpital. La médication commencée tout de suite a moins de chances d'insuccès, et il est prudent d'arracher le malade au milieu où il se trouve, navire ou caserne, et pour lui-même et pour ceux qui y séjournent.

Heureusement pour les Européens, la fièvre jaune ne se montre, dans la plupart des contrées du nouveau monde, qu'à l'état d'épidémies séparées par des périodes d'immunité permettant un acclimatement relatif. De plus, la durée et l'intensité varient avec les épidémies. Aux Antilles, la marche d'une épidémie n'est pas continue ; on observe des phases d'exacerbation et de rémission ; les périodes d'immunité sont franches, d'une durée variable, quelquefois plus que décennale. Il est inutile d'insister sur les avantages que rencontre pour son acclimatement l'Européen qui arrive au commencement d'une de ces périodes. Une circonstance très-importante et très-favorable au point de vue de l'immigration européenne, c'est que l'agglomération des Européens dans une localité habituellement visitée par la fièvre jaune ou susceptible de l'être, n'est pas nécessairement suivie de l'apparition spontanée du fléau. Toutes les conditions météorologiques réputées favorables à son développement se joindront en vain à l'agglomération des arrivants, la maladie n'éclatera que plus tard, lorsque sa période d'immunité viendra à cesser sous l'influence de causes que nous ne pénétrons pas. Ce fait de l'immunité qui se continue en dépit des circonstances qui sembleraient devoir l'interrompre, est établi par des observations nombreuses. L'expédition du Mexique en a fourni un nouvel et frappant exemple. « Pendant l'hivernage de

1862, rapporte M. Cornilliac à l'appui de ce fait, c'est-à-dire pendant la saison réputée aux Antilles la plus insalubre, qui s'étend depuis la mi-juillet à la mi-octobre, il a mouillé à Fort-de-France 40 bâtiments de guerre portant 23 447 passagers, et montés par 11 799 marins. Parmi ces bâtiments se trouvaient 14 vaisseaux, 11 transports ; ils débarquèrent sur la savane et dans les forts tous ces militaires et les 3 257 chevaux qu'ils menaient avec eux, Leur séjour fut de huit à dix jours au moins, si ce n'est plus, et chez ces hommes placés dans les plus mauvaises conditions hygiéniques, campant quelquefois à la pluie, sur un terrain humide, au soleil, courant les cabarets, pas un seul cas de fièvre jaune ne se montra ; pourtant l'encombrement à bord avait eu des résultats fâcheux et avait produit des affections typhoïdes parmi les soldats de cette expédition[1].» L'année précédente, près de 4000 hommes avaient campé à Fort-de-France dans les mêmes conditions, et en 1863 de nombreux bâtiments chargés d'hommes et de chevaux s'y sont succédé sans que la période d'immunité de la fièvre jaune ait été interrompue.

1. *Loc. cit.*, p. 220.

CHAPITRE IV

HYGIÈE DES EUROPÉENS DANS LES PAYS TROPICAUX INSALUBRES.

Dysenterie et diarrhées. — Distribution géographique dans les possessions françaises. — Influence au point de vue de l'acclimatement. — Obscurité des causes : influence de l'eau. — Influence de l'alcool. — Effet sur le developpement de la dysenterie de la prolongation du séjour.—Moyens hygiéniques.— Lieux de convalescence. — Inconvénients liés aux altitudes. — Emigration vers les pays tempérés. — Voyages sur mer.— Maladies du foie.— Hépatite liée à l'impaludation.— Abcès du foie consécutifs à la dysenterie. — Hygiène. — Nécessité de l'émigration dans les zones tempérées. — Persistance de la lésion hépatique.

« Les Européens qui arrivent doivent être prévenus, écrit M. Rufz de Lavison [1], qu'il n'y a point de petites diarrhées aux colonies, qu'on ne doit point négliger ces cours de ventre désignés en Europe sous le nom de *bénéfices*, et qui souvent mettent fin à une pléthore humorale et raniment les fonctions digestives. Ici la moindre diarrhée est à soigner dès son début. Un bon régime est souverain autant pour prévenir la maladie que pour en modérer l'intensité et la gué-

1. *Loc. cit.*, p. 45, 46.

rir. C'est sous ce rapport, sans doute, qu'on a pu dire avec quelque raison que les hommes du midi de l'Europe, moins grands mangeurs et moins grands buveurs que ceux du Nord, résistent mieux à l'action du climat des colonies. La dysenterie est le vrai fléau des pays chauds. Jeunes et vieux, hommes ou femmes, soldats, matelots ou religieuses, sobres ou intempérants, tous y sont exposés. On ne trouve guère d'hommes dans les colonies dont la vie n'ait été mise en péril par la dysenterie. C'est véritablement la maladie contre laquelle on doit être le plus en garde. » La dysenterie ne se montre pas, comme l'anémie, sur tous les points de la zone tropicale : elle est limitée à certains climats partiels, et ses foyers sont souvent distincts de ceux de l'endémie paludéenne. Les deux épidémies règnent simultanément ou alternativement dans certaines localités; dans d'autres nullement palustres, la dysenterie est permanente. Au Sénégal, en Algérie, à la Guyane, la dysenterie et la fièvre existent simultanément. Fréquente et peu grave sur le sol paludéen de la Guyane, la dysenterie est endémique à la Réunion, où le marais ne se rencontre pas. Elle est rare sur les côtes marécageuses de Madagascar et do Mayotte. A la Nouvelle-

Calédonie et à Taïti, il existe des marais, et au lieu de fièvres intermittentes c'est la dysenterie qu'on observe. A la Guadeloupe, elle est rare à la Pointe-à-Pître, ville située au milieu de terres basses, couvertes de marécages et de palétuviers; elle est fréquente à la Basse-Terre, ville située sur les premiers gradins d'un terrain volcanique. Même distribution des deux endémies, à la Martinique, en deux foyers distincts, suivant la nature du sol. A Fort-de-France, bâti sur un terrain madréporique, au fond d'une baie entourée de marécages, c'est la fièvre qui domine. A Saint-Pierre, sur les premières assises d'un terrain montagneux, l'endémie dysentérique se montre dans toute son intensité.

Aux Antilles, la dysenterie et la diarrhée qui la complique et lui succède sévissent sur les différentes races de couleur comme sur la race européenne. D'après M. Rufz, elles fourniraient le plus de décès parmi la population sédentaire à Saint-Pierre (Martinique). Aux Antilles, comme sous toute la zone tropicale, elles ne sont pas des causes d'insalubrité qui s'opposent à l'acclimatement. Si, suivant la remarque de Dutrouleau, les chances de mort par la dysenterie et l'hépatite sont égales pour les indigènes aux ris-

ques que font courir à l'habitant des régions
tempérées le rhumatisme et la pneumonie, l'acclimatement qu'elles permettent semble pouvoir
devenir complet. Les statistiques des garnisons
infirmeraient cette proposition, si leur valeur
était absolue dans les questions d'acclimatement.
En effet, la dysenterie est, après la fièvre jaune,
la cause de mortalité la plus grande pour les
garnisons des Antilles. Légère l'année de leur
arrivée, cette influence s'aggrave avec la durée
du séjour par les récidives qui amènent la forme
chronique et la mort consécutivement. La dysenterie, excepté au fort des grandes épidémies, est
rarement mortelle dès la première attaque. « Ce
sont sans doute ces rechutes de la dysenterie,
observe M. Rufz [1], qui ont donné lieu à l'opinion que la mortalité des troupes aux colonies
est en raison de la durée de leur séjour ; que la
quatrième année, toutes proportions gardées,
donne plus de morts que la première, ce qui a fait
considérer le séjour des colonies comme une
cause permanente d'affaiblissement. Cette opinion
sortie des recherches statistiques que l'Angleterre a fait faire, a été adoptée par l'amirauté de
Londres, et sert de règle pour le renouvellement

[1] *Loc. cit.*, p. 55.

des garnisons anglaises. Nous pensons que la mesure prise par le gouvernement français d'envoyer chaque année des bâtiments hôpitaux pour recueillir seulement les hommes affaiblis par les maladies, et particulièrement par les rechutes de la dysenterie, répond mieux aux besoins révélés par l'observation que le renouvellement total des garnisons. »

Rien de plus obscur jusqu'ici que les causes de la dysenterie. Quelle est l'influence exercée par la constitution du sol ? Quelles sont les conditions qui, à toute époque de l'année, impriment à la maladie le caractère épidémique ? La saison chaude sous les tropiques est celle de ses ravages. Aux Antilles, c'est pendant l'hivernage et son arrière-saison que la dysenterie est le plus intense. L'obscurité des causes rend l'intervention de l'hygiène moins certaine et moins efficace. Elle sert moins à prévenir la maladie qu'à en atténuer les effets et à empêcher les rechutes et les récidives. On a fort exagéré l'influence de l'eau, comme boisson, dans la production de la dysenterie. On l'observe, en effet, sur des marins qui consomment de l'eau distillée, sur des garnisons qui boivent de l'eau de pluie, sur ceux qui n'ont qu'une eau saumâtre aussi bien que parmi les populations qui font usage des eaux vives et aérées des localités volcaniques des Antilles. Une eau de mauvaise qualité n'en a pas moins une action fâcheuse sur la maladie déclarée, sur les rechutes et la diarrhée consécutive. Telle est aussi l'influence des excès et des habitudes alcooliques. Rarement on est autorisé à leur attribuer une première attaque de dysenterie, et, comme l'a fait observer Dutroulau, ce n'est pas toujours cette affection qui atteint les Européens adonnés à l'ivrognerie. Celle-ci détermine des rechutes et des récidives fréquentes et mortelles, et c'est en ce sens que le sombre tableau tracé par M. Delioux de Savignac [1] est dans un jour vrai. « Presque tous les praticiens qui ont exercé dans les pays chauds sont d'accord sur ce point, que les grands consommateurs de liqueurs fermentées, qui s'y débitent malheureusement sur une large échelle, sont moissonnés par la dysenterie. Le tafia, par exemple, est, dans les colonies sucrières, un poison qui le dispute par ses ravages aux miasmes suspendus dans leur ciel. Toutes les endémies tropicales ont prise sur celui qui s'abreuve d'alcool. Il n'est que trop connu que dans nos régiments le tafia épure les compagnies de

1. *Traité de la dysenterie.* Paris, 1863, in-8°, p. 43.

leurs mauvais sujets, en les sacrifiant particulièrement à la dysenterie. »

Les excès de régime en aliments produisent
rarement la maladie. Ce serait plutôt, ainsi que
l'observe Dutroulau, chez les sujets prédisposés
la mauvaise qualité des aliments, tels que les char-
cuteries, les viandes et les poissons salés et fumés
recherchés par les soldats et les matelots au lieu
et en sus de la ration réglementaire. Pas plus qu'en
Europe, l'observation ne confirme la croyance
populaire à l'égard des fruits. L'abus des fruits
verts occasionne des coliques et des accidents
diarrhéiques, mais ne peut causer la dysenterie
épidémique. Les fruits mucoso-sucrés, dont le
peuple fait un usage abondant, sont sains et nour-
rissants, et les fruits acides et astringents sont
usités pour la plupart dans la médecine populaire
contre les flux de ventre. L'impression de l'humidité et la suppression de la transpiration déter-
mineront plutôt de la fièvre ou de la diarrhée que
de la dysenterie ; mais ces causes amènent facilement les rechutes de celle-ci. Aussi le convalescent devra-t-il porter de la flanelle sur la peau
et en continuer l'usage même après son entier
rétablissement. Les impressions de froid et d'humidité, auxquelles les dysentériques sont très-

sensibles, doivent être évitées, surtout lorsqu'ils vont pour se rétablir à la campagne, dans des sites dont l'altitude assure une vive et fraîche aération.

La prophylaxie ne possède aucune recette particulière et ne consiste qu'en une bonne hygiène. Si pour la fièvre jaune les chances de préservation augmentent avec la durée du séjour de l'Européen, il n'en est pas ainsi pour la dysenterie. « La prolongation du séjour, dit M. Rufz[1], n'est pas une condition qui mette à l'abri des flux intestinaux. On ne s'acclimate pas avec la cause qui les produit. Tout au contraire, un long séjour pourrait être considéré comme une prédisposition. On trouve plus de dysentériques parmi les soldats de la garnison qui ont séjouré à la Martinique pendant plusieurs années que parmi les matelots qui vont et viennent et n'y font que des séjours momentanés. Les cas parmi ces derniers sont même moins graves, malgré leurs écarts de régime. » Les acclimatés ne se fieront donc pas à une garantie illusoire pour négliger les affections intestinales, même les plus légères, et pour se départir de la sévérité du régime nécessaire

1. *Chronologie des maladies de Saint-Pierre*, Martinique. 1869, p. 35.

après une première atteinte de dysenterie. On ne saurait alors apporter trop de mesure dans l'alimentation. Les rechutes sont très-fréquentes dans la convalescence et les malades ne sont que trop enclins aux imprudences et aux excès qui les produisent. Les récidives peuvent être très-nombreuses et s'étendre sur le cours de plusieurs années. Elles peuvent être rapportées au retour des premières influences, à un écart de régime, à des fatigues, à des causes morales même. La dysenterie se complique alors de diarrhée chronique et laisse après elle des entéralgies, des dyspepsies ou tout au moins une susceptibilité morbide des voies digestives. « Le plus grand nombre des dysenteries aiguës, rappelle M. Rufz, après avoir présenté la succession des phénomènes si souvent décrits, finissent par un état d'amaigrissement extrême qui n'a de comparable que celui de la phthisie arrivée à son dernier degré. »

Il est utile d'éloigner le convalescent des préoccupations et des soucis des affaires, de le soustraire aux influences morbides et à l'atmosphère ardente de villes pour l'envoyer changer d'air dans une localité fraîche et non humide. Les diarrhées persistantes après la dysenterie, et qui épuisent les sujets, réclament plus impérieusement encore un régime sévère, le repos et la cessation autant que possible de toute agitation corporelle et mentale. Leur guérison est due quelquefois à un séjour prolongé à la campagne, aidé du régime lacté et de l'action tonique des bains froids. Souvent le rétablissement n'est que temporaire et, soumis aux mêmes influences, ceux qui espéraient une guérison complète sur place voient la maladie récidiver et finissent par succomber après avoir traîné un certain temps. Il ne faut pas compter absolument sur les effets de l'altitude, car les influences qui déterminent la dysenterie ne leur sont pas étrangères. Aux Antilles, cette maladie et les autres flux intestinaux ne sont pas rares sur les mornes où la circulation des vents est très-libre, même dans les quartiers de l'Est balayés par les vents alizés. Si réels qu'ils soient dans une certaine mesure, les avantages de l'altitude ne doivent pas, en entretenant une fausse sécurité, compromettre la dernière ressource des malades et des convalescents, le voyage sur mer et le retour en Europe ou aux Etats-Unis d'Amérique. Dans des pays où dans les terrains bas la fièvre vient compliquer la dysenterie et où sur les terrains élevés les flux intestinaux sont communs, l'émigration loin du foyer du mal, vers la zone tempérée, est la mesure la plus efficace, à condition que la résolution ne soit pas trop différée. Il faut se hâter de profiter des répits que laisse la maladie. Autrement, les malades s'exposent, ainsi que chaque année en compte de tristes exemples, à aller mourir en mer, dans les ports d'arrivée, ou à quelque station thermale dont ils vont prendre intempestivement les eaux, au lieu de mourir paisiblement aux colonies. Le voyage sur mer constitue parfois une ressorce précieuse pour ceux qui ne peuvent aller faire un séjour dans les pays tempérés. « Plusieurs faits de guérison par la navigation, qui me sont connus, rapporte Dutroulau [1], me font regarder comme favorable au rétablissement complet des malades affaiblis par les fièvres et les dysenteries, une campagne de quelque durée sur un navire où l'on puisse être assuré d'une bonne hygiène. C'est là un moyen qui n'est à la portée que d'un petit nombre de malades, mais qu'on peut tenter dans les climats où d'autres moyens de changer d'air et de lieu n'existent pas. »

Dans les pays chauds, l'hypérémie et l'inflam-

1. *Loc. cit.*, p. 129.

mation du foie primitives et le plus souvent consécutives aux flux intestinaux sont loin d'égaler la fréquence de la dysenterie et des fièvres paludéennes. Bien qu'elle ait été exagérée, l'influence de la chaleur est réelle dans la production de ces affections hépatiques. Ne se montrent-elles pas d'ailleurs dans les régions tempérées lorsque la température, en s'élevant, rappelle celle des régions tropicales? La fréquence de l'hépatite au Bengale, d'après les médecins anglais, dépendrait moins de l'élévation de la température que de l'influence paludéenne. A la Guyane, suivant M. le docteur Laure[1], les altérations de la rate et du foie consécutives à l'impaludation ont entre elles de grandes analogies. Les hypérémies amènent, par leur répétition, l'hypertrophie du foie, mais ne donnent pas lieu à la formation d'abcès. Sous toute la zone tropicale l'hépatite peut être primitive, sans flux intestinal préexistant, observation qui atténue seulement la relation de causalité entre la dysenterie et l'hépatite. Si commune qu'elle soit, cette relation n'est pas nécessaire ; ainsi à la Guyane la dysenterie épidémique n'est qu'accidentellement suivie d'abcès du foie. Cette rareté de l'hépatite à la

1. *Maladies de la Guyane.* Paris, 1859.

Guyane montre que ni la chaleur ni le miasme paludéen ne sont les causes directes de l'hépatite. Les abcès du foie, qui sont la plus grave complication de la dysenterie des pays chauds, s'observent principalement dans les foyers les plus intenses de l'endémie dysentérique, au Sénégal et à Saint-Pierre (Martinique). A la Réunion, le chiffre des hépatites est proportionnel également au chiffre des dysenteries. Ces abcès, comme l'observe M. Rufz[1], sont incomparablement plus fréquents dans les dysenteries des Européens que dans celles des créoles et des acclimatés.

Le rôle de l'hygiène se ressent de l'obscurité de l'étiologie; aussi est-il assez limité. Bien qu'il soit plus disposé que ceux qui appartiennent aux races tropicales à contracter l'hépatite, l'Européen en présente rarement les symptômes dans les premiers temps de son séjour. C'est une épreuve qu'il a à redouter plus tard, et à laquelle échappe d'ailleurs le plus grand nombre. Quant aux autres maladies du foie, telles que la cirrhose, le cancer, les hydatides et les affections des voies biliaires, les calculs et les ictères, malgré l'opinion répandue sur la fréquence des lésions hépatiques dans les pays chauds, elles y sont de

---

1. *Chronologie des maladies de Saint-Pierre*, Martinique, p. 56.

beaucoup plus rares que dans la zone tempérée.
Une certaine résidence semble nécessaire pour
déterminer les modifications liées à l'hépatite.
L'inflammation du foie consécutive à la dysenterie et aux diarrhées, est plus à redouter que
l'hépatite primitive, parce qu'elle se termine plus
souvent par la suppuration. Or, le pronostic des
abcès du foie est toujours très-grave. Aussi l'Européen ne saurait trop s'appliquer, par une médication appropriée, par un régime sobre et une
hygiène sévère et suivie longtemps, à se guérir
radicalement de la diarrhée et de la dysenterie,
à en prévenir les rechutes et les récidives, et
cette surveillance devra être encore plus stricte
pour celui qui aura eu une atteinte quelconque
du côté du foie. Qu'elles soient dues à l'influence
continue de la chaleur ou au miasme paludéen,
qu'elles soient liées aux flux abdominaux, l'hypérémie et l'hépatite, en récidivant et même
lorsqu'elles ne sont pas suivies d'abcès, affaiblis-
sent l'économie et la rendent plus accessible aux
maladies diverses du milieu. Aussi le parti le
plus sage pour les Européens est de fuir ces
influences et d'aller demander aux climats froids
ou tempérés les modifications que leur état réclame. Mais, si les lésions du foie sont d'ordinaire

la dernière épreuve de l'acclimatement, elles sont longues à guérir et à s'effacer définitivement. C'est l'influence pathologique laissée par les pays chauds qui disparaît le plus tard après le retour en Europe. C'est comme un trait qui reste caché et ignoré dans la profondeur de l'organe, jusqu'à ce que des accidents très-graves, en révélant quelquefois une hépatite suppurée, montrent combien est durable et profonde l'empreinte morbide des pays chauds.

CHAPITRE V

Des anémies. — Anémies liées à l'impaludation, à d'autres maladies, à l'alcoolisme. — Mal d'estomac des nègres. — Anémie
active. — Anémie physiologique des pays chauds — Endémie
paludéenne. — Sa distribution géographique. — Influences paludéennes en dehors du marais. — Marais sans fièvres miasma-
tiques. — Fièvres intermittentes accidentelles sur les montagnes
élevées. — Formes de la fièvre palustre. — Moyens hygiéniques
et prophylaxie. — Nécessité d'une prompte intervention pour le
traitement

Après un certain temps, dont la durée varie
suivant les individus et les circonstances, les Européens arrivent au degré d'anémie qui carac-
térise la généralité des acclimatés et des créoles.
Si ce degré est franchi, l'anémie tropicale se
montre avec ses aspects différents et sa terrible
intensité. Les causes sont multiples et complexes : influences déprimantes du climat, alimentation insuffisante, maladies graves, longues
convalescences, peines morales. A l'anémie de
causes générales s'adjoint parfois l'anémie de
cause spéciale : celle qui résulte de l'impaluda-

tion. A la Guyane et dans d'autres localités paludéennes, les deux maladies se confondent en s'aggravant et constituent ces cachexies avec ascite, anasarque, altération de la rate et du foie. Il existe différentes anémies dont les caractères varient suivant les causes qui les produisent Celle qu'on peut rapporter à l'alcoolisme imprime au tégument des blancs et des mulâtres une coloration à reflets verdâtres toute particulière. Outre la chloro-anémie, il y a celle qui accompagne la dysenterie chronique et l'hépatite. Indépendamment de toute influence paludéenne, l'anémie sous les tropiques arrive souvent à la cachexie. Malgré leur résistance au climat, les races colorées sont bien plus éprouvées que la race européenne, à cause de l'infériorité de leur régime. C'est chez les premières que s'observent surtout ces effroyables cachexies avec ascite et œdème des membres inférieurs, maladie décrite sous les noms de *cachexie africaine, mal-cœur* ou *mal d'estomac des nègres,* dernier nom qui se rapporte aux douleurs névralgiques dont l'épigastre est le siége. « Quoique dite *des nègres,* rapporte M. Rufz[1], cette anémie ne leur est pas particulière ; je l'ai observée très-fréquem-

____
1. *Chronologie des maladies de Saint-Pierre,* p. 106.

ment aussi chez les habitants pauvres, chez les immigrants européens malheureux, et surtout chez les Madériens qui, après l'année 1848, arrivèrent en assez grand nombre à la Martinique, pour travailler à la terre, et aussi chez les coolies de l'Inde. Le père Dutertre, un des premiers missionnaires qui aient écrit sur les colonies, appelle ce mal plus justement, *le mal de la misère*. Il est très-rare dans la classe aisée. »

La fréquence de cette cachexie est proportionnelle à la sévérité des conditions climatériques ; car, plus on s'éloigne de l'équateur, plus, toutes choses étant égales d'ailleurs, elle tend à devenir rare. Ce n'est que dans des conditions exceptionnelles que le créole et l'Européen arrivent à un tel degré d'anémie, par suite des privations, de l'alimentation insuffisante et des habitudes alcooliques. Des modifications aussi profondes sont habituellement lentes à se produire. Mais il est une forme active de l'anémie dont la marche est rapide chez l'Européen. Lors de l'expédition du Mexique, des militaires atteints de cette maladie ont dû être rapatriés après deux mois de séjour seulement à la Vera-Cruz. Ce sont là des faits exceptionnels, et, à moins que l'impaludation ou la dysenterie ne vienne la compliquer, l'anémie ne présente chez le blanc ni cette intensité ni cette rapidité. L'homme de race européenne, avec un bon régime et une hygiène convenable, résiste généralement assez aux influences climatériques pour se maintenir dans les limites de cet état qu'on peut appeler *l'anémie physiologique des pays chauds.*

« L'immunité, dit très-bien M. le docteur Celle [1], n'existe jamais pour les miasmes ; tel résiste plusieurs mois, plusieurs années, qui, un jour, succombe ou ne se relève qu'avec peine..... On résiste aux miasmes, on ne s'y habitue pas. » Cette réflexion montre le danger permanent des influences maremmatiques et qui ne s'atténue pas avec la durée du séjour. Après la fièvre jaune, la fièvre paludéenne est un sérieux obstacle à l'acclimatement de la race européenne sous les tropiques, aussi grand peut-être que celui de la dysenterie qu'elle ne tend que trop souvent à compliquer et à aggraver. Elle ne règne pas seulement, comme la première, sur le littoral de l'Amérique et sur les côtes occidentales de l'Afrique ; disséminée sur de plus vastes espaces, elle occupe les localités les plus variées de la zone tropicale ; elle n'a pas de période d'immunité, et

---

1. *Hygiene pratique des pays chauds.* Paris, 1848, in-8º, p. 87.

son action incessante augmente avec l'intensité des influences météorologiques. La zone de l'endémie paludéenne est dessinée sur le littoral par celle des palétuviers dont la végétation est liée à la salure et à l'humidité du sol. A l'intérieur des terres le marais exerce également son action délétère et l'altitude seule peut en mettre à l'abri. Toutes les localités des tropiques ne sont heureusement pas tributaires de la fièvre palustre. Il en est où elle est inconnue; telles sont dans les mers du Sud deux colonies françaises, Taïti et la Nouvelle-Calédonie. Il y a dans les influences maremmatiques plus d'un point obscur. Ainsi, dans certaines îles de l'Océanie, comme dans la Nouvelle-Calédonie, le marais se rencontre, mais sans sa conséquence morbide, la fièvre intermittente. Dans d'autres localités, le marais n'existe pas, et il y règne des fièvres qu'il est impossible de ne pas rapporter à l'endémie paludéenne. Aux Antilles, divisées en termes alluvionnaires et en terres volcaniques, la maladie paludéenne existe dans toute son intensité dans les terres basses où le palétuvier s'élève sur le marais mixte. Dans les villes de Saint-Pierre (Martinique) et de la Basse-Terre (Guadeloupe), bâties sur les premières assises du terrain volcanique, des fièvres

graves et des accès pernicieux s'observent annuellement sur tous les groupes de la population.
Ces accès, qui ne sauraient être attribués à l'influence palustre véritable, doivent être rapportés
plûtôt à une cause tellurique comme celle qui
produit les fièvres intermittentes observées en
Europe, lorque des terrains sont remués pour
l'exécution de travaux d'utilité publique.

Sur les étages moyens aux Antilles, les fièvres
se déclarent accidentellement. « Les grands dé-
frichements, écrit M. Rufz [1], le mouvement des
terres pour l'ouverture des chemins, les marécages accidentels qui se forment dans les inéga-
lités du sol à la suite des grandes pluies, le fond
des ravines creusées dans une terre meuble et
dont le cours des eaux est arrêté par les arbres
renversés et par les amas des pierres et des feuilles, sont les circonstances temporaires qui expliquent la formation de ces fièvres. » Ces circonstances se retrouvant sur les étages supérieurs,
dans toute la zone tropicale, il est probable que
la fièvre intermittente se rencontre accidentellement sur les plus hautes montagnes. L'observation
du docteur Curran met le fait hors de doute pour la

1. *Etudes statistiques sur la population de la Martinique*, t. II,
p. 44.

chaîne de l'Himalaya. « La fièvre d'origine mias-
matique, dit-il [1], domine dans les montagnes
comme ailleurs ; elle se transforme généralement
en une tierce bien définie, et rarement elle se
termine par la mort. » L'attitude n'en est pas
moins, sous les tropiques, une ressource précieuse pour les convalescents et pour ceux que
tourmentent les accès rebelles et tenaces des fièvres contractées dans les terrains inférieurs. Bien
qu'elles puissent se relier toutes à l'endémie paludéenne, les fièvres des régions torrides forment
des groupes différents qui s'observent spécialement sur certains points. Leurs caractères sont
liés ainsi à la connaissance des climats partiels.

La fièvre bilieuse grave règne au Bengale, à
Madagascar et à la Guyane. Au Sénégal et aux
Antilles, elle se complique d'accidents hémorrha-
giques du côté des voies urinaires. Très-rare dans
les localités volcaniques de la Martinique et de
la Guadeloupe, comme Saint-Pierre et la Basse-
Terre, elle est plus fréquente dans les localités en-
vironnées de marais comme Fort-de-France et la
Pointe-à-Pître. Partout où s'irradie l'influence
palustre, les accès pernicieux sont à redouter et

1 *Medical History of the Himalayas. The Dublin Quarterly,*
Journal of Medical Science, august 1871, p. 108.

les accès larvés se rencontrent. Une des formes les plus communes de la fièvre pernicieuse, la fièvre algide, ne s'observe guère que dans les terrains essentiellement palustres. Il en est de même de la cachexie palustre qui complique souvent l'anémie tropicale, double influence qui a rendu illusoires jusqu'ici les tentatives d'établissements européens dans certaines parties de la Guyane française. Lorsque la fièvre jaune se déclare aux Antilles, on voit chez les acclimatés et chez les créoles des fièvres graves dont les symptômes rappellent ceux de la première, tels que l'ictère et le vomissement noir. Ces fièvres existent en tout temps à Saint-Pierre (Martinique) et revêtent le caractère épidémique en dehors de toute influence de fièvre jaune. On les observe aussi à la Guadeloupe, au Mexique et sur d'autres points de l'Amérique où, avec la fièvre jaune, coexiste l'endémie paludéenne. Il n'est pas toujours facile de les différencier d'après les symptômes. Le sulfate de quinine inerte dans la fièvre jaune, actif dans tous les accès paludéens, révèle souvent la vraie nature de ces fièvres graves.

L'influence maremmatique pèse sur toutes les races, moins sévère pour les races tropicales que pour la race blanche, inégalité d'action liée sans doute à l'inégalité de résistance aux influences météorologiques. A l'inverse de la fièvre jaune, la fièvre palustre ne crée pas d'immunité. S'il est des personnes qui semblent réfractaires et vivent impunément en plein marais, il en est d'autres qui sont prises d'accès graves et pernicieux lorsqu'elles vont accidentellement de la localité malsaine qu'elles habitent sans inconvénient dans une autre localité, même très-salubre. Il est aux colonies des personnes dont la fièvre met l'existence en péril, à des intervalles de quelques mois ou de quelques années. Tel résiste une ou deux fois aux accidents les plus graves pour succomber plus tard avec les mêmes symptômes. L'Européen nouvellement arrivé est plus apte que l'acclimaté à contracter les fièvres. Aussi devra-t-il, dans les premiers temps, être un peu l'esclave de l'hygiène et éviter toutes les causes qui peuvent faire naître la maladie. Plus tard, il pourra se montrer moins rigoureux et, vivant de la vie commune, participer à cette sorte d'indifférence que produit la présence constante d'un danger. Il devra se garantir contre les intempéries de l'atmosphère, l'insolation forte ou prolongée souvent suivie d'accès pernicieux, le refroidissement lorsque, après une grande fatigue, le corps échauffé est mouillé par la pluie, accident auquel succède d'ordinaire une fièvre avec des symptômes d'embarras gastrique. La prophylaxie ne repose malheureusement jusqu'ici sur aucune expérience sérieusement faite et continuée longtemps. « Quelques efforts ont été tentés cependant, rapporte Dutroulau[1], dans presque toutes nos colonies insalubres, et les rapports qui les mentionnent sont tous favorables. Ici c'est le vin de quinquina ou le sulfate de quinine, pris tous les matins, qui est parvenu à préserver de la fièvre des hommes vivant au milieu d'une épidémie, quand d'autres hommes qui n'en prenaient pas étaient frappés à côté d'eux ; là ce sont les extraits ou les infusions amères faites avec les produits du pays, qui ont paru rendre moins nombreuses les attaques de fièvre dans les postes ou dans les casernes. Le café noir seul ou additionné d'un petit verre de rhum ou d'eau-de-vie agit dans le même sens. Les bains froids journaliers, de mer ou de rivière, quand ils sont pris avec plaisir et sont bien tolérés, ce qui arrive presque toujours par l'habitude, m'ont paru un préservatif puissant des effets de l'impaludation. »

Les Européens qui sont forcés d'habiter des

1. *Loc. cit.*, p. 193.

localités paludéennes doivent tenter ces essais prophylactiques. Il s'élève, sur ces terrains, aux premières heures du jour, un brouillard léger qui se dissipe pour se reproduire au coucher du soleil. Ce brouillard, dans certaines parties de la Guyane, comme la Comté, est assez épais et s'appelle d'un nom caractéristique : *le linceul des Européens*. Le miasme s'élève, entraîné par l'évaporation et, lorsque le sol se réfroidit le soir par le rayonnement, la vapeur d'eau se condense en retenant les émanations palustres suspendues dans l'atmosphère. Suivant une expression pittoresque des nègres : *la fièvre est dehors*, et le créole et l'Européen qui traversent cette brume sont presque toujours empoisonnés par les miasmes qu'ils respirent. De là des accès prochainement graves ou qui se répètent à des intervalles plus ou moins longs pendant des mois et montrent à quel point l'économie a été profondément atteinte. Les créoles qui vivent sur des terrains marécageux ne s'exposent jamais à jeun à leurs émanations. Il en est qui suivent une coutume basée sans doute sur l'expérience : c'est de prendre, avant de sortir le matin, une certaine quantité de sulfate de quinine dans du café ou dans du vin de Madère.

Si dans la fièvre jaune la médication est moins efficace que l'hygiène, si limitées que soient les ressources de celle-ci, dans les fièvres paludéennes l'hygiène n'a qu'une importance secondaires à côté de celle du traitement. Il faut avoir exercé dans les pays chauds pour savoir quelle arme admirable on a dans la main quand on sait se servir du sulfate de quinine. On peut sans exagération dire de bien des contrées de la zone tropicale ce que dit M. Rufz[1] de la Martinique, que le sulfate de quinine doit être mis au nombre des causes qui les rendent plus habitables. L'Européen ne saurait être mis trop en garde contre les moindres accès fébriles. Toutes les fois qu'on est pris de fièvre, on doit se surveiller et ne pas hésiter à appeler le médecin. Là où règne l'endémie palustre sous les tropiques, il n'y a pas de fièvre qui ne puisse s'aggraver rapidement en changeant de caractère. L'accès insidieux ou faible peut se reproduire avec une intensité et des symptômes graves qui mettent rrpidement l'existence en péril. Une fièvre légère que quelques grains de quinine auraient coupée se transforme en accès subintrants et devient une fièvre pseudo-continue de mauvais caractère. Que de

1. *Études sur la population de la Martinique*, t. II, p. 42.

personnes, pour avoir négligé un ou deux petits accès, meurent foudroyées par un troisième à forme pernicieuse. C'est surtout dans la zone torride qu'on doit surveiller les troubles de la santé et à cause de la prompte intervention que réclame la marche rapide ou violente des maladies et parce qu'à un moment donné l'élément paludéen peut apparaître, dans beaucoup d'affections, comme une complication redoutable.

CHAPITRE VI

L'acclimatement de l'Européen sous les tropiques est une œuvre pénible ou hasardée et sujette à être compromise par les endémies dont les influences aggravent celles du climat sidéral. Comme ces maladies n'ont pas la même distribution géographique ni la même intensité dans les lieux où elles règnent, l'acclimatement de l'individu et celui de la race varient suivant les climats particls. Les conditions particulières de ces climats exagèrent ou atténuent les considérations générales présentées dans le cours de cet ouvrage au sujet de l'acclimatement et de l'hygiène dans les régions intertropicales. Dans certains pays, où les influences délétères du sol sont permanentes et en pleine activité, au Sénégal, à Madagascar, à la Guyane française, si l'acclimatement de l'individu est possible, celui de la race reste encore à l'état de problème. Quand on lit les tristes récits des tentatives d'établissements par les Français à Madagascar et la narration de l'expédition insensée de Kourou à la Guyane, on arrive à se demander si la mauvaise réputation du climat n'est pas exagérée d'une grande partie des torts dus à l'impéritie humaine. Aux Antilles, le problème de l'acclimatement est résolu par une expérience deux fois séculaire, en dépit des risques nombreux que présentent les maladies épidémiques. L'acclimatement pathologique n'existe pas à Taïti et dans d'autre îles de l'Océanie, où l'économie n'a à subir que des influences météorologiques. L'hygiène de la race européenne ne saurait former un tout complet qu'à la condition de montrer, après une vue d'ensemble de toute la zone torride, les aspects propres aux climats particiels.

Tout n'est pas mauvaise chance pour l'Européen qui vient habiter les pays chauds. Des maladies dont sa constitution porte l'empreinte ou auxquelles il était exposé dans la zone tempérée, les unes s'atténuent et s'arrêtent dans leur transmission par hérédité, les autres ne se montrent plus, diminuent de gravité ou conservent la même léthalité avec des modifications dans les symptômes. Il est de quelque intérêt d'indiquer les changements imprimés par le climat tropical aux maladies ordinaires des pays tempérés. Ces modifications, qui ne sont pas sans relation avec l'hygiène, doivent figurer au bilan de l'acclimatement. La maladie qu'on pourrait appeler *la grande endémie des pays tempérés*, la fièvre typhoïde, n'existe pas sous les tropiques. On l'observe accidentellement dans les hôpitaux de la marine, aux Antilles, sur des soldats et des marins nouvellement arrivés. Ce n'est qu'une simple importation d'une maladie contractée sous un autre ciel, latente jusque-là et qui s'éteint sans former de foyers. Des créoles et des sujets appartenant aux races colorées présentent parfois des symptômes ressemblant assez à ceux de la fièvre typhoïde, mais les lésions cadavériques sont différentes. Ces symptômes caractérisent une forme continue de la fièvre des pays chauds. La fièvre typhoïde est un péril dont l'Européen n'a plus à s'occuper.

Les maladies inflammatoires, si fréquentes dans les climats froids, n'appartiennent pas à la pathologie des climats torrides. Les deux phlegmasies types, le rhumatisme articulaire aigu et la pneumonie, s'observent rarement. Aux Antilles, la pneumonie se rencontre accidentellement; la pneumonie des vieillards est presque inconnue. La bronchite est une affection commune sur toutes les races. La phthisie pulmonaire ne menace pas l'acclimatement; mais, bien que modifiée dans quelques-uns de ses symptômes, elle présente, sous des latitudes différentes, le même danger à l'Européen. Dans toute la zone torride, elle sévit sur la race blanche et sur les races indigènes. L'insalubrité de ces climats, relativement à la phthisie, est établie par les travaux de Wilson, Rufz, Fonssagrives et Rochard. « En mettant de côté, dit M. J. Rochard [1], les contrées peu fréquentées par les Européens et à l'égard desquelles nous ne possédons pas des renseignements suffisants, les pays situés sous la zone torride peuvent être divisés en deux classes : les uns, comme le Sénégal, l'Inde, Madagascar, etc., sont d'une telle insalubrité, qu'il n'est pas permis d'y envoyer des malades; les autres, qui, par la douceur de

1. *Mémoires de l'Académie de médecine*, t. XX, p. 140.

leur climat, le peu de gravité des affections endémiques, semblent appeler la confiance, sont précisément les points du monde pour lesquels la
phthisie semble avoir le plus de prédilection, où
elle marche le plus vite. Les îles de la Société, de
Maurice et de Bourbon sont dans ce cas. Le Brésil et les Antilles participent de cette double
condition : ils sont insalubres et la phthisie les
ravage. »

Je suis porté à penser que le séjour aux Antilles exerce dans les premiers temps une influence heureuse sur la marche de la tuberculisation pulmonaire chez l'Européen, mais ce temps
d'arrêt n'est pas de longue durée. La phthisie suit
d'ordinaire une marche progressive et fatale, et
c'est cette constante léthalité qui porte les médecins de la marine à rapatrier les Européens phthisiques appartenant à l'armée, aux administrations
et aux ordres religieux. Les médecins anglais
suivent le conseil de Wilson, de rapatrier les Européens atteints de phthisie dans les pays chauds,
l'observation et la statistique ayant démontré que
cette mesure offrait l'unique chance de ralentir
ou d'arrêter la marche de la maladie. Sous les
tropiques, le miasme paludéen, loin d'être, comme
le pensait Boudin, l'antagoniste de la tuberculi-

sation, l'aggrave par des accès tenaces qui en augmentent les dangers. Sans doute, dans les contrées palustres, les influences météorologiques peuvent être modifiées par l'altitude et les autres conditions topographiques ; mais ces conditions particulières à certaines localités, et qui peuvent être utilisées au profit des phthisiques qui les habitent, ne font qu'atténuer l'action des climats torrides sur la tuberculisation. « De plus, comme l'observe M. Fonssagrives[1], cette ressource de se faire un climat à part, en mitigeant par l'altitude la température propre aux pays torrides, est interdite forcément aux navigateurs de l'Etat et du commerce, que leur service et leurs affaires retiennent sur le littoral, où ils subissent en même temps les conditions défavorables de l'habitat nautique et de l'habitat pélagien. »

La léthalité des influences de la zone torride me semble avoir été exagérée par M. Fonssagrives, lorsqu'il ajoute : « Je ne suis pas parti une seule fois de France sans examiner soigneusement l'équipage dont la santé m'était confiée, et cela dans le but de lui procurer, par des remplacements, le bénéfice d'une épuration favorable aux intérêts

---

1. *Thérapeutique de la phthisie pulmonaire.* Paris, 1866, in-8°, p. 311.

des hommes eux-mêmes et à ceux du service. Eh bien, malgré tout le soin apporté à cet examen, mon bâtiment était à peine arrivé dans les parages intertropicaux que l'influence torride passait au crible les personnes de l'équipage, et tels hommes qui n'avaient jamais toussé ni craché de sang présentaient bientôt des signes avérés de tuberculisation; tels autres, que je tenais en suspicion très-improbable sous ce rapport, arrivaient en quelques mois au dernier degré de la colliquation tuberculeuse. » Ordinairement les stations navales des pays chauds ne fournissent pas un pareil contingent à la phthisie. Dans les longues navigations du Pacifique, où les navires de guerre restent près de trois années, la santé des équipages est quelquefois à peine modifiée par des influences météorologiques. Le voyage sur mer, sous le ciel des tropiques, est conseillé par certains médecins d'Angleterre à leurs clients qui souffrent de la poitrine et que leur position de fortune met à même de se procurer les conditions d'aise et de confort rencontrées à bord d'un paquebot. J'ai rencontré, sur les steamers anglais employés au service postal des Antilles, des dames qui, pour obéir à cette prescription, ne quittaient pas le bord. Fuyant l'Angleterre aux premiers froids pour y revenir en été, elles accomplissaient pendant la saison fraîche, sur cette mer si belle des Antilles, ce perpétuel voyage d'aller et de retour où à la colonie qui s'efface à l'horizon succède, sans que l'œil perde presque jamais la terre de vue, la colonie qui surgit à l'avant du navire. Cet itinéraire semblait exercer une influence salutaire sur la santé de ces malades.

Les conditions que le phthisique qui émigre doit chercher dans le nouveau climat ne se rencontrent pas sous le ciel des tropiques. Il suffit de rappeler que ces principales conditions sont une moyenne hibernale assez élevée et une moyenne estivale modérée, l'absence des vicissitudes thermologiques brusques et étendues et le grand nombre de jours exempts de pluie et de froid ou de vent excessif. Or, dans les régions torrides, les influences météoriques sont loin d'être aussi clémentes. Certaines localités sont soumises à de brusques variations thermométriques. Sur le littoral, l'extrême chaleur produit l'inappétence chez les phthisiques, augmente les sueurs et tend à débiliter encore la constitution. Sur les étages élevés, l'humidité considérable et les vents violents qui y règnent sont plutôt nuisibles aux poitrines délicates. L'atmosphère agitée et les pluies diluviennes et orageuses des pays tropicaux les rendent de tristes stations pour la phthisie pulmonaire. Cette maladie réclame une atmosphère plus calme, plus tonique, moins ardente, et des stations dans les climats tempérés.

La tuberculisation extrapulmonaire est très-rare dans les pays chauds. La péritonite tuberculeuse et la méningite granuleuse ne s'y observent qu'exceptionnellement; le rachitisme est presque inconnu et les races tropicales sont presque entièrement exemptes d'infirmités et de difformités. Chez ces races et chez les créoles, on rencontre certains attributs du tempérament lymphatique, tels que des engorgements du cou et de l'aisselle; mais les cicatrices, les abcès froids, les tumeurs blanches, le mal vertébral de Pott manquent presque complétement; aussi M.Rufz [1] a-t-il pu dire, en parlant de cette rareté des scrofules : « Elle est telle, que si le règne d'une médecine humanitaire arrive jamais, les climats chauds me semblent désignés pour être les stations thérapeutiques de cette maladie. C'est évidemment à la chaleur et à la lumière du soleil qu'il faut rapporter cette action bienfaisante, car toutes les autres causes favorables au développement des

----

1. *Chronologie des maladies de Saint-Pierre,* p. 112.

scrofules existent aux colonies. » Chez les Européens, les manifestations scrofuleuses s'atténuent et tendent à s'effacer; la maladie guérit ou se modifie au point de ne pas se transmettre par voie d'hérédité avec les conséquences et les transformations fâcheuses observées dans les régions tempérées.

Cette influence du climat tropical sur certaines maladies figure pour l'Européen et sa postérité parmi les chances heureuses au bilan de l'acclimatement. Celui-ci n'a rien d'absolu dans ses résultats, qui varient suivant les climats partiels. Difficile pour l'individu, précaire pour la race là où les influences pathologiques et celles du climat luttent d'intensité, il est assuré dans des localités moins insalubres et dans toutes celles où les endémo-épidémies ne règnent pas et où la température n'est pas extrême et constante. Cette dernière restriction doit être posée, car, en dehors de toute condition morbide, la race européenne ne saurait se fixer et prospérer à l'intérieur des continents ou sur les côtes, sur les points où la chaleur tropicale se maintient presque sans varier à son summum d'intensité. En dehors de cette exception, l'action des climats brûlants n'est pas délétère; elle modifie la constitution de l'Européen et le rapproche progressivement du créole jusqu'à ce que toute distinction s'efface avec les années; elle se fait sentir sur sa postérité, que rien ne différencie du type de l'enfant créole, soit que les enfants proviennent d'unions entre Européens ou entre Européens et créoles. Ainsi, par degrés insensibles et dans un temps variable suivant les individus, l'Européen arrive à se créoliser. Dès lors ses chances de résistance au climat et à ses maladies sont égales à celles du créole. Il n'est pas exact le tableau qui représente l'acclimatement tropical sous un jour et avec des couleurs toujours sombres. Mais il ne faudrait pas croire à la bénignité constante des influences climatériques de la zone torride. Ces influences, plus légères pour les races indigènes, pèsent sur les acclimatés et les créoles. Le plus grand nombre y résiste et s'en accommode; d'autres, après une épreuve plus ou moins longue et bien supportée, voient leur santé décliner lentement, et, après avoir vainement cherché la guérison sur place et l'avoir demandée aux changements d'air dans les lieux de convalescence situés sur les hauteurs, sentent la nécessité de fuir les climats chauds et d'aller se retremper aux influences toniques et vivifiantes des climats froids ou tempérés.

CHAPITRE VII

Il n'existe pas de pays où la nécessité de changer d'air dans la convalescence des maladies soit mieux comprise que dans les pays chauds. Les déplacements sont une mesure hygiénique très-utile dans nombre de maladies, soit pour en achever la guérison, soit pour les atténuer, soit encore pour les prévenir, et leurs avantages sont établis par une longue expérience. Le séjour à la campagne offre au malade des villes un air plus pur et plus large, des matinées et des soirées plus fraîches, de l'ombre qui tempère l'extrême chaleur du jour, des facilités pour des promenades à pied ou à cheval, aux premières et aux dernières heures de la journée, l'oubli et le repos momentané des affaires, et entre autres moyens de rétablissement, l'influence tonique et reconstituante des bains froids pris dans un cours d'eau. Ces conditions sont d'autant plus favorables que le lieu de convalescence choisi est plus élevé au-dessus du niveau de la mer. Il ne faudrait pas penser cependant que le bénéfice de l'altitude est chose constante et absolue. Si réels qu'ils soient, les avantages changent avec les maladies différentes et avec les circonstances topographiques et météorologiques des hauteurs. « Dans les régions tropicales, s'élever, dit Michel Lévy [1], c'est se replacer dans les conditions sanitaires de l'Europe. » Cette proposition n'est vraie que prise très-relativement. Même exempte des inconvénients souvent très-sérieux qu'elle présente, l'habitation sur les étages moyens et même sur les étages supérieurs dans la région torride, ne peut équivaloir pour la race européenne au séjour dans un climat tempéré. Aussi l'altitude n'est-elle pour

1. *Traité d'hygiene publique et privée.* 1869, 5ᵉ édit., t. I, p. 549.

beaucoup de convalescents qu'une étape, et le retour en Europe est le terme et la ressource la plus sûre indiqués par la nécessité. Nous ne tracerons qu'une esquisse de ce vaste sujet dont la plupart des données ne sont pas complétement rassemblées.

Le bénéfice de l'altitude a de tout temps frappé les médecins des pays chauds. Dazille regrettait que de toutes les nations, la française fût la seule qui ne tînt pas ses troupes cantonnées dans les montagnes d'où elles viendraient faire le service des villes par détachements. Lind recommandait sous les tropiques l'habitation des montagnes, et remarquait qu'un asile propre à la conservation de la santé peut se trouver dans toutes les parties du monde. Depuis cette époque, l'administration coloniale française a établi sur les hauteurs des casernes et des camps de préservation qui ont donné, au point de vue de la santé des troupes, des résultats satisfaisants à côté de sérieux mécomptes. Les nombreuses stations de convalescence créées aux Indes, sous le nom de *sanatorium*, à des altitudes de 4 000 à 8 000 pieds n'ont pas non plus réalisé toutes les espérances qu'on avait conçues. « Les enquêtes dont les sanatorium anglais sont annuellement l'objet, rapporte

Michel Lévy, les montrent favorables aux enfants qui, nés dans les Indes, sont susceptibles de s'y conserver et de grandir ; aux adultes affaiblis, non gravement malades, aux fébricitants des plaines ; mais elles ne préservent pas les uns des fièvres éruptives, de la coqueluche, de l'entérite, ni les autres de la diarrhée qui, par sa persistance et ses récidives, entraîne l'anémie et un état analogue au scorbut ; les maladies intestinales nécessitent le retour en Europe. » Ceylan et la Réunion ont aussi leur sanatorium. Dans cette dernière île, ce sont les hauteurs salubres de Salazie où guérissent les fièvres contractées à Madagascar. Ces stations de préservation et de convalescence se retrouvent également aux Antilles anglaises et françaises, à la Martinique et à la Guadeloupe. Il est utile de les considérer au point de vue des maladies contre l'influence desquelles on les a établies.

La fièvre jaune est une maladie du littoral qui, d'ordinaire, y reste concentrée sans tendance à former des foyers dans l'intérieur des terres, et à dépasser une certaine altitude. « La fièvre jaune, rapporte M. Rufz[1], semble venir de la

____

1. *Etudes statistiques sur la population de la Martinique*, t II, p. 44.

haute mer, apportée par le souffle des vents du golfe du Mexique. Avant d'en être frappés à la Martinique, nous savons que Vera-Cruz, la Nouvelle-Orléans, Haïti, la Guadeloupe et les autres Antilles, plus au nord que nous, le sont déjà. C'est notre littoral qui est d'abord envahi. » La détermination de l'altitude et de la distance du lieu de préservation au foyer n'est pas encore déterminée, et varie sans doute suivant les époques et les localités. Croire que les foyers primitifs de la fièvre jaune, concentrés sur le littoral maritime, n'étendent jamais leur action qu'à une courte distance, en étendue ou en hauteur, de ce littoral, serait s'exposer, en se relâchant des mesures d'isolement et de préservation, à voir sa confiance douloureusement trahie par l'événement. Les mornes peu élevés qui dominent les villes dans plusieurs des colonies des Antilles ne garantissent que très-incomplétement contre les maladies endémiques et la fièvre en particulier. Ils ne sont pas un boulevard inaccessible à la fièvre jaune. Plus les localités seront élevées et distantes de la mer, plus la préservation sera efficace, sans être jamais absolue. « Le magnifique établissement du camp Jacob, à la Gualeloupe, placé à 5 kilomètres et demi du bord de la mer, et à 550 mètres au-

dessus de son niveau, n'a jamais, écrivait Dutroulau [1], trompé nos espérances pendant une période
de six années, et peut être pris comme type des
lieux de préservation dans nos Antilles. » Plus
tard, en 1869, la fièvre jaune démentait cette sécurité en envahissant le camp Jacob.

Ce fait montre que l'altitude n'est une garantie
sérieuse qu'autant que des mesures rigoureuses
de séquestration empêchent les communications
avec le littoral contaminé. La fièvre jaune et le
choléra, avec lequel elle a plus d'un rapport, ne
gagnent les hauteurs et ne s'y déclarent que
s'ils y ont été importés. Le choléra a éclaté à
diverses reprises sur les montagnes de l'Himalaya,
mais il ne s'y est pas répandu, n'y a jamais pris
naissance, et n'a exercé ses ravages que sur des
pèlerins indiens et les partisans des rajahs qui les
traversaient. « Il n'a jamais pris naissance dans
les montagnes mêmes, rapporte le docteur Curran [2], et quand, comme en 1867, il passa sur la
chaîne de l'Himalaya, et enleva plus de sept
mille âmes dans la vallée de Cachemire, et peut-
être le triple dans le Caboul, il vint positivement

1. *Loc. cit.*, p. 355.

2. *The Dublin Quarterly Journal of Medical science.* August.,
1871, p. 107.

du sud, et son passage des plaines sur les hauteurs fut évident pour tous. » Cette immunité relative, en dépit de la misère des habitants et de la saleté de leurs demeures, dénote la salubrité du climat des montagnes élevées. Aux Antilles, une altitude moindre assure une immunité semblable contre la fièvre jaune. Aussi les camps de préservation contre cette maladie sont-ils d'une incontestable utilité, et l'une des applications les plus heureuses de l'hygiène publique.

Le séjour des montagnes, aidé des ablutions froides dans le cours de leurs ruisseaux et de leurs rivières torrentueuses, est utile dans les pays tropicaux pour la guérison des anémies consécutives aux maladies, ou qui n'ont pas dépassé un certain degré. Il est impuissant contre ces anémies graves si fréquentes sous ces latitudes, et qui se terminent par l'état cachectique. Le séjour même prolongé ne saurait amener une modification avantageuse pour ces maladies. D'ailleurs la chlorose et l'anémie ne sont pas étrangères à ceux qui habitent les montagnes dans la zone tropicale ; elles se rencontrent sur les étages moyens et même sur les étages supérieurs. La cachexie paludéenne n'y trouve pas toujours dans l'ensemble des conditions météorologiques des influences assez actives pour enrayer et modifier efficacement les symptômes et les lésions. Mais les stations élevées sont partout, sous les tropiques, d'une utilité justifiée par une expérience constante, contre les fièvres paludéennes rebelles, anciennes, invétérées, ou dont les accès irréguliers défient presque toute médication. Le séjour un peu prolongé dans des localités dont l'altitude assure une vive et fraîche aération, suffit quelquefois pour couper des accès opiniâtres. Il peut aussi être avantageux pour les sujets dont la cachexie n'est pas trop profonde. « Le séjour sur les hauteurs des îles volcaniques, situées à quelques centaines de mètres au-dessus du niveau de la mer, suffit souvent, rappelle Dutroulau[1], pour rompre l'habitude pathologique, et pour reconstituer les solides et les liquides altérés par la cachexie. C'est ainsi que la plupart des fiévreux de Madagascar guérissent à la Réunion; que ceux des villes du littoral, aux Antilles, se rétablissent souvent aux Pitons ou au camp Jacob. Gorée, pour le Sénégal, et les îles du littoral pour la Guyane, sont des refuges moins sûrs. Toujours est-il qu'on peut essayer des lieux de convalescence avant d'en venir au retour en France.»

1. *Loc. cit.*, p. 193.

Tout moyen hygiénique propre à rompre l'habitude morbide et à fortifier la constitution, est une ressource précieuse contre les fièvres rebelles. Ainsi que le remarque Dutroulau, elles ne résistent pas longtemps aux voyages prolongés en pleine mer et aux modifications que produit l'hygiène navale dans les habitudes pathologiques déterminées par les influences de la terre. Mais, pour un certain nombre de malades et sans même qu'ils soient arrivés à la cachexie, ni le voyage sur mer, ni le séjour prolongé sur les hauteurs, ne parviennent à les débarrasser de leurs accès. L'émigration dans la zone tempérée est la ressource la plus efficace. Là, encore, avant que la disposition morbide s'efface définitivement, des accès réguliers ou irréguliers se montrent pendant des mois consécutifs et même pendant plusieurs années ; le moindre accident chirurgical ou la plus légère maladie se complique de fièvre dont l'intermittence, en révélant une influence qui persiste encore, nécessite l'administration du sulfate de quinine. Au point de vue des fièvres tenaces et de la cachexie paludéenne, l'altitude, dans la zone torride, reproduit moins imparfaitement que pour les autres maladies les conditions et les avantages des climats tempérés. Les fièvres intermittentes ne sont cependant pas étrangères aux localités montagneuses. Aux Antilles, elles se déclarent accidentellement sur les étages moyens. Elles s'observent même sur les étages supérieurs dans diverses contrées de la zone tropicale, sur les hautes montagnes de l'Abyssinie, comme dans la chaîne de l'Himalaya ; mais elles n'y sont ni fréquentes ni graves. « Il est curieux de noter, écrit le docteur Curran[1], que les accidents fébriles qui dominent dans les vallées inférieures, sont plus redoutables à ceux qui résident sur les cimes élevées, à 6 000 pieds au-dessus du niveau de la mer, et par conséquent, ainsi qu'on le suppose, au-dessus de l'atteinte de l'influence maremmatique, qu'aux habitants des localités infectées elles-mêmes ; et les premiers se soucient peu de quitter leurs demeures et de descendre des montagnes pendant ou peu après les pluies. » Partout, dans la région torride, l'habitant des hauteurs sait que les précautions ne peuvent remplacer ce degré de tolérance que procure à l'habitant des plateaux inférieurs le contact permanent des maladies qui y règnent. L'expérience lui a surtout appris à croire à l'effi-

1. *Loc. cit.*, p. 108.

cacité de l'altitude contre les influences paludéennes.

L'altitude ne peut fournir ni lieu de préservation contre la dysenterie ni lieu de convalescence, à la suite de ses atteintes. Aux Antilles,
cette maladie s'observe sur les mornes où la circulation des vents est le plus libre. Les quartiers
de l'est balayés par les vents alizés y sont très-
sujets. Le degré d'altitude importe peu et à
des hauteurs de plus de 500 mètres; les diarrhées et les dysenteries sont les affections les
plus fréquentes et les plus graves. « La dysenterie, écrit M. Rufz[1], procède de haut en bas, et
semble descendre du ciel et tomber à travers
l'atmosphère. Ce sont les habitations les plus
élevées qui en sont d'abord atteintes, puis les
étages inférieurs, et enfin les bourgs et les villes.
Dans la grande épidémie de 1845, je fus chargé
d'examiner le camp d'acclimatement, établi dans
les Pitons de Fort-de-France, lequel était alors
décimé par la maladie régnante. Ce camp, au
milieu des grands bois, à trois heures de marche
de Fort-de-France, était plongé dans une telle
humidité, que le linge restait constamment
mouillé, même dans les armoires. Le nombre des

1. *Loc. cit.*, p. 43.

malades et des morts y était considérable. Dans le même temps, au contraire, le fort Bourbon, placé sur un étage inférieur et qui avait une garnison plus nombreuse, perdait beaucoup moins de monde. On fut obligé d'abandonner le camp, qui avait coûté plus de 400 000 francs. » On peut voir encore, aux environs de Saint-Pierre, les ruines d'un établissement fondé par une colonie allemande échappée au désastre de l'expédition du Kourou. Elle s'était fixée dans les vastes savanes situées dans les hauteurs de Saint-Pierre; mais à cause de l'inclémence du climat des montagnes, l'établissement du Champ-Flore n'eut pas une fin meilleure que celle du Kourou.

Le sommet des mornes aux Antilles et dans beaucoup d'autres pays voisins de l'équateur, est constamment baigné par les nuages qu'y attirent les forêts. « La terre toujours humectée, dit M. Rufz[1], présente les mêmes inconvénients qu'à l'embouchure des fleuves. La pluie y fait l'effet d'un fleuve dont la source est au ciel. On ne peut imaginer des conditions plus défavorables à la santé des hommes, au bétail, à la culture de la canne. » Ces conditions de froid humide se retrouvent dans des sites très-élevés et disposent

1. *Loc. cit.*, p. 27.

aux flux intestinaux. « La diarrhée, suivant le docteur Curran [1], produite sans doute par le froid et les variations fréquentes et subites de la température, s'observe souvent dans la région de l'Himalaya et résiste quelquefois complétement au traitement. La dysenterie se rencontre rarement... mais j'ai entendu parler de morts survenues dans des circonstances et avec des symptômes qui indiquaient clairement l'entérite. » Ainsi, non-seulement les établissements sur les étages moyens et supérieurs ne garantissent pas contre les flux intestinaux, et la dysenterie en particulier, mais ils offrent aux convalescents, les pires conditions pour leur état. Sur les étages inférieurs, le dysentérique rencontre souvent l'influence paludéenne qui complique et aggrave sa maladie. S'il gagne les hauteurs, il remonte à la source même d'où la dysenterie se répand sur les plateaux inférieurs ; il trouve des influences de froid et d'humidité défavorables, alors même que la maladie ne régnerait pas dans ces localités ; aussi le plus sage parti est-il de se soustraire à l'action continue des causes morbides par l'émigration des pays tropicaux vers les pays tempérés.

2. *Loc. cit.*, p. 109.

Malgré les inconvénients qu'elles présentent au point de vue de la météorologie et des maladies qui s'y déclarent, les montagnes n'en offrent pas moins, sous les tropiques, des avantages très-réels dont l'hygiène publique ou privée doit sérieusement tenir compte. Les établissements de préservation peuvent empêcher le développement de maladies graves sur les nouveaux arrivés ; ils peuvent les garantir contre la plus redoutable de toutes, la fièvre jaune ; ils servent utilement à l'œuvre de l'acclimatement. Quant à la suite des atteintes des endémies, l'acclimatement est compromis, les stations élevées offrent des lieux de convalescence qui permettent un rétablissement complet ou qui sont la première étape si l'état de la santé exige le rapatriement en Europe. « La première mesure à mettre en usage, dans ces cas, dit Dutroulau[1], est le changement d'air et de lieu. Le Sénégal et la Guyane sont peu favorisés par la topographie sous ce rapport, et quand l'état du malade est grave, il ne faut pas compter sur le seul changement de lieu dans ces colonies. Mais aux Antilles, les hauteurs volcaniques sont des refuges aussi sûrs pour la convalescence que pour la préservation et beau-

1. *Loc. cit.*, p. 129.

coup d'hommes s'y rétablissent des fièvres chroniques sans qu'il soit besoin d'en venir au rapatriement en Europe. La Réunion présente les mêmes ressources contre les fièvres de Madagascar. La dysenterie hépatique et la colique ne se trouvent pas aussi bien que l'anémie paludéenne du séjour des hauteurs ; les localités dont le sol un peu aride est desséché et se laisse difficilement traverser par les pluies, comme les Saintes, près de la Guadeloupe, leur conviennent mieux. »

La médecine et l'hygiène trouvent dans la configuration et la constitution du sol des hauteurs, des ressources naturelles dont l'importance n'est pas encore suffisamment utilisée. Les eaux vives et froides qui descendent des montagnes, se brisent en colonnes, se fragmentent en douches de pluie de diverse force et de diverse hauteur, s'étendent en nappes faisant office de piscine, réalisent de la sorte les procédés ordinaires de l'hydrothérapie et peuvent être employés aussi efficacement que l'eau distribuée artificiellement dans un établissement spécial. Il serait à désirer que ces avantages fussent exploités et que sur les hauteurs où il serait facile de l'installer sur une large échelle, l'hydrothérapie, dirigée méthodiquement, fût essayée dans les affections chroniques et cachectiques, et vînt en aide aux influences reconstituantes des milieux. Des sources thermales se trouvent en abondance dans la plupart des terrains élevés. Les localités volcaniques des Antilles en comptent plusieurs, dont la composition varie et répond à des indications particulières. La Guadeloupe possède des sources sulfureuses. A la Martinique, les eaux chaudes du Prescheur correspondent assez bien aux eaux de Plombières. Dans le sud de l'île, les Pitons de Fort-de-France possèdent des sources ferrugineuses. Ces eaux ferrugineuses sont employées avec avantage dans les anémies et les cachexies qui forment le fond de la pathologie des pays tropicaux. Comme les eaux torrentueuses des montagnes, les sources thermales ne sont généralement pas employées méthodiquement au traitement des maladies ; elles sont malheureusement encore pour la plupart à l'état de richesses ignorées, délaissées ou dédaignées.

Le séjour plus ou moins prolongé sur les hauteurs guérit radicalement certains malades, maintient la santé de ceux-ci, ne fait qu'améliorer l'état de ceux-là, et permet à d'autres de raffermir leurs forces et d'attendre une occasion favorable pour changer de climat. Le retour dans les pays tempérés reste, pour l'homme de race blanche habitant les pays tropicaux, la ressource la plus efficace pour rétablir sa santé altérée par le climat ou par ses maladies. L'émigration vers les hauteurs n'est que le succédané de l'émigration vers les zones tempérées. On peut dire de toutes les maladies contractées sous les tropiques ce que Dutroulau[1] écrivait de la dysenterie. « La chance la plus certaine de rétablissement est le retour en Europe dans des conditions favorables, c'est-à-dire, telles que le malade ne soit pas actuellement sous le coup d'une recrudescence, et ne soit pas épuisé au point de ne pouvoir réagir contre la dépression que lui fait éprouver le passage des latitudes sud aux latitudes nord. »

1. *Loc. cit* , p. 462.

DEUXIÈME PARTIE

HYGIÈNE DES CRÉOLES

ET DES RACES TROPICALES

DANS LES PAYS TEMPÉRÉS

CHAPITRE I

Traversée.—Influences de température rencontrées à l'atterrissage et continuées au port d'arrivée. — Précautions hygiéniques. — Choix de la saison pour l'arrivée. — Ce choix doit varier suivant l'état de la santé et suivant les maladies . — Inconvénients pour les malades des transitions trop brusques entre deux températures différentes pendant le voyage. — Nécessité qu'il y a pour les malades à ne pas trop différer pour changer de climat. — Nécessité d'une hygiène bien comprise du vêtement.

Si la transition du sud au nord favorise l'acclimatement, elle éprouve bien plus la santé pendant la traversée que la température qui s'élève constamment à mesure qu'on se rapproche de l'équateur. Celui qui quitte l'Europe en hiver laisse au bout de quelques jours, dans les parages des Açores, les influences de la mauvaise saison, et, entré bientôt dans la zone des vents alizés, ne rencontre plus que des conditions météorologiques dont l'économie s'accommode. A moins qu'on ne coupe la ligne pour passer d'un hémisphère dans l'autre, la chaleur n'est réellement une incommodité à bord que dans les derniers jours du voyage. Ce n'est qu'au port d'arrivée que commencent pour l'Européen les dangers de l'acclimatement. Pour le créole, les avantages rencontrés en touchant le sol européen l'emportent de beaucoup sur les chances mauvaises. Autant son acclimatement est assuré, autant dans les pays chauds celui de l'Européen est précaire. Seulement le créole retrouve à terre les inconvénients et les dangers de la traversée.

Obligé, pour gagner l'Europe, de s'élever vers le nord, il subit des influences auxquelles il n'est pas habitué : une température qui s'abaisse et varie, des vents froids, des brumes et des brouillards, intempéries sensibles pour lui, plus ou moins marquées suivant les saisons, mais qu'il n'est pas rare de rencontrer, même en été, près des côtes de France et d'Angleterre. L'impression est d'autant plus vive que le passage des latitudes chaudes aux latitudes froides est plus rapide. Si la navigation à vapeur amène brusquement la transition, elle a sur la navigation à voiles l'avantage de faire cesser plus tôt les inconvénients de ces vicissitudes de l'atmosphère maritime. Celles-ci produisent ordinairement, même chez les personnes valides, des angines, des bronchites, rarement des pneumonies. Les individus appartenant aux races colorées ressentent très-vivement ces impressions, qui sont fâcheuses pour les convalescents et les malades, soit qu'ils aient une phthisie commençante ou des maladies intestinales. Aussi le temps propice pour aborder l'Europe ne saurait être constamment le même pour l'homme bien portant et pour le malade ; il doit varier aussi selon la nature des affections contractées dans les pays chauds.

L'insuffisance du vêtement aggrave souvent pendant le voyage les conséquences du froid. Les habitants des pays chauds, qui vont en Europe pour la première fois, croient à tort que les saisons y ont la fixité indiquée par le calendrier. Les Européens, après un certain temps passé hors de leur pays, oublient eux-mêmes les variations observées dans la même saison et dans la même journée. Créoles et Européens, habitués aux vêtements légers, ont une égale antipathie pour les étoffes de laine épaisses et lourdes, et, pour les adopter ou les reprendre, il leur faut l'évidence de la nécessité, démontrée parfois par une douloureuse expérience. Chez les races colorées, cette incurie est encore plus marquée. Presque tous ils remettent à plus tard, à leur arrivée au port, pour se fournir d'habits plus chauds, ignorant ou oubliant cette circonstance que, même en été, la température est plus basse au large des côtes que sur le sol lui-même. Les vêtements qu'emportent les plus prévoyants sont presque toujours insuffisants. En dépit de ces déplorables conditions hygiéniques, ils n'en ont pas moins un certain plaisir à braver les variations de la température et ils supportent volontiers l'impression tonique du froid, qui est pour eux une sensation nouvelle. On ne saurait trop prémunir ceux qui partent des pays chauds contre les influences atmosphériques de l'atterrage des pays tempérés et trop les engager à se précautionner de vêtements chauds, qu'ils soient valides, convalescents ou malades et quelle que soit la saison dans laquelle ils doivent arriver, hiver ou été.

Ceux qui font un court séjour en Europe pour leurs affaires ou leurs plaisirs y viennent ordinairement pendant la belle saison et repartent à la fin de l'automne. Les créoles et les Européens créolisés par un long séjour dans les régions tropicales font très-bien d'arriver en été lorsqu'ils ont l'intention de se fixer. Les influences estivales continuent celles du climat qu'ils ont quitté et l'économie se prépare graduellement à l'épreuve de l'hiver, épreuve qui ne peut qu'être favorable, si les nécessités d'une hygiène nouvelle sont bien appréciées. Ceux qui, sans avoir de maladies caractérisées, sont seulement anémiés et fatigués par un climat brûlant font la faute de venir au commencement de l'été pour s'en retourner en automne. Ce court séjour suffit à peine à modifier l'empreinte laissée par le climat et à relever assez les forces pour qu'elles réagissent contre la disposition à subir au retour les influences des maladies endémiques. A défaut d'une plus longue durée, le séjour devrait avoir lieu dans un temps plus favorable.

Il vaudrait mieux arriver en automne et repartir le printemps suivant. L'influence de l'hiver se trouverait ainsi préparée et continuée au grand avantage des sujets débilités ou qui sont à peine touchés par les maladies tropicales. Les créoles sont d'ailleurs peu sensibles à l'impression du premier hiver. On aurait, il est vrai, l'inconvénient de retourner sous les tropiques pendant la saison la plus chaude. L'inconvénient est, dans ce cas, plus apparent que réel. Il n'existe que pour l'hémisphère boréal. Dans l'hémisphère austral, les saisons sont interverties et l'hiver y répond à l'été de l'Europe. Si l'Européen qui arrive pour la première fois dans les pays chauds au commencement de l'hivernage rencontre, pour son acclimatement, des conditions souvent fâcheuses, celles-ci sont peu à craindre pour le créole et pour l'Européen créolisé. Le séjour qu'ils viennent de faire dans les pays tempérés n'a pas renouvelé leur constitution au point de la livrer sans résistance aux influences nocives du milieu; il l'a juste assez retrempée pour lui permettre de réagir, au contraire, avec plus d'énergie.

Il n'en est pas moins certain que le choix d'une saison moins pénible et moins insalubre sera toujours plus convenable, même pour le créole qui revient dans son pays. Il faut éviter l'hivernage pour le rapatriement des enfants qui n'ont fait qu'un séjour même assez court en Europe. De graves raisons expliquent cette réserve: l'enfant créole éprouve plus vite que l'adulte les effets reconstituants du climat tempéré et par là redevient plus accessible aux maladies qui, dans la zone torride, pèsent déjà du poids le plus lourd sur l'enfance. Si l'époque de la traversée n'est pas sans importance pour les créoles qui, sans être précisément souffrants, viennent en Europe pour s'y fixer ou y faire un simple séjour, le choix de la saison est d'un intérêt bien plus grand pour les convalescents et les malades qui fuient les pays chauds. Il ne faut pas oublier que, si le passage de ces contrées dans les contrées froides influe d'une façon favorable sur certaines maladies, il peut aussi en aggraver d'autres.

L'émigration est souvent la seule chance de salut pour l'Européen et le créole contre les anémies, les cachexies paludéennes ou dysentériques, les lésions du foie et la phthisie elle-même, affections sujettes à récidiver et qui ne peuvent guérir qu'en dehors de la sphère où elles ont pris naissance. Cette ressource ultime n'est pas toujours infaillible, mais elle procure des guérisons qui n'auraient pu s'obtenir sur les lieux mêmes, à la condition toutefois qu'on n'ait pas trop attendu. Depuis plusieurs années, le département de la marine affecte au rapatriement des convalescents des bâtiments-hôpitaux, grands transports mixtes dont les voyages n'ont ni l'inconvénient de la longueur ni celui de la rapidité qui rend quelquefois périlleuse la transition brusque des latitudes chaudes aux latitudes tempérées. Le retour régulièrement organisé des convalescents en Europe ne s'applique qu'aux stations navales et aux possessions coloniales de l'Atlantique ; celles du Pacifique et des mers de l'Indo-Chine sont privées de ce bénéfice. Leurs malades trouvent heureusement à Taïti et à la

Réunion des lieux de convalescence qui suppléent, dans une certaine mesure, au retour dans les pays tempérés. « Il faudrait avoir égard, dit avec raison Dutroulau, au degré de force de résistance dont les malades sont doués autant qu'aux désordres pathologiques dont ils sont atteints, avant de les embarquer. » Il ne s'agit pas seulement de fuir le climat délétère des tropiques ; il faut, en allant chercher les influences salubres des régions tempérées, ne pas s'exposer à rencontrer des intempéries qui aggravent l'état des malades et compromettent leur vie. Aussi les dysentériques et les phthisiques éviteront-ils de revenir en Europe pendant la saison froide.

Les dysentériques se trouvent généralement bien des voyages sur mer, et la remarque de Thévenot continue d'être vraie : « Combien, dit-il, sont partis sur un lit qu'ils ne pouvaient quitter et qui ont trouvé au large une guérison inespérée.» Les dysenteries et les diarrhées sont amendées par l'atmosphère douce et tiède des mers tropicales, mais elles sont exaspérées par le froid, les brusques dépressions du thermomètre et les brumes rencontrées près des côtes. Les médecins des bâtiments-hôpitaux ont remarqué qu'il se fait, au moment du passage des latitudes sud aux latitudes nord, une sorte de triage parmi les malades, dont les plus faibles succombent. Pour résister à cette épreuve et aux variations atmosphériques qui se succèdent à l'arrivée, le malade ne doit être ni trop affaibli ni sous le coup d'une prochaine recrudescence. L'œdème des membres inférieurs et un commencement d'ascite seraient presque toujours, d'après Dutroulau, une contre-indication au départ.

Les personnes affectées de catarrhe bronchique ou prédisposées à la tuberculisation pulmonaire doivent éviter, avec le plus grand soin, les intempéries d'une traversée d'automne. Comme il n'est pas rare, à la suite des dysenteries chroniques, que des tubercules se montrent dans les poumons, il y aurait à craindre pour les malades atteints de flux intestinaux que la phthisie ne fût éveillée par l'action du froid. Celui qui a contracté une affection thoracique dans les pays chauds devra peu compter sur le bénéfice de la traversée, même pendant l'été ; mais, au moins, les conditions rencontrées alors lui permettront d'arriver sans avoir de risques fâcheux à courir. C'est également pendant l'été que les sujets très-anémiés devront se rendre en Europe. Que l'anémie soit de cause générale, produite surtout par l'action déprimante du climat tropical, ou qu'elle soit de cause spéciale et liée à l'impaludation, dès que les malades sont arrivés à la cachexie, ils éviteront les voyages d'hiver. Déjà, en plein été, le passage des latitudes sud aux latitudes nord est pour eux, comme pour ceux qui ont la cachexie dysentérique, une épreuve redoutable. En mer et sur terre, quelques jours plus tard, ces cachectiques sont impressionnés péniblement par la température, du moment qu'elle ne se rapproche plus de celle des tropiques. Leurs fonctions digestives languissent; l'assimilation se faisant mal, l'hématose est insuffisante; la peau ne fonctionne plus, la calorification est incomplète et ne leur permet pas de réagir. Aussi ne peuvent-ils supporter les plus légères dépressions thermométriques; et l'action tonique du froid, loin de les ranimer, les abat et les détruit comme elle le fait à l'égard de tous les organismes trop faibles. Combien meurent qui auraient pu guérir s'ils n'avaient pas trop différé leur départ, en poursuivant la dangereuse illusion d'une guérison sur les lieux mêmes où ils ont contracté leur maladie !

A ceux dont l'anémie n'est pas aussi prononcée, et qui peuvent dès lors réagir contre le froid, je conseillerais d'arriver de préférence au commencement de l'automne. L'influence tonique de l'hiver serait préparée par les premiers froids de l'automne et continuée par ceux qui se prolongent dans le printemps. Ce choix conviendrait mieux aussi aux malades qui, sans avoir la cachexie paludéenne, changent de climat pour se débarrasser de fièvres anciennes et opiniâtres dans leurs retours. Ces fièvres se guérissent par les influences générales qui s'écartent le plus de celles qui règnent dans le milieu où elles ont pris naissance; elles cèdent mieux à l'action salubre d'un air sec et modérément froid. La saison froide convient aux malades des colonies qui ne sont pas trop affaiblis. Elle est préférable, pour ceux qui ne peuvent faire qu'un séjour de quelques mois, à la température élevée et aux orages de l'été, influences météorologiques qui paraissent à l'habitant des pays tropicaux souvent plus insupportables que celles qu'il a quittées. La seule raison qui devrait faire choisir l'été pour époque d'arrivée, c'est la nécessité d'une saison hydro-minérale avec un temps de séjour limité. En dehors de cette circonstance et de la gravité de certains états morbides qui ne permettent pas à l'économie de réagir suffisamment, le créole et l'Européen créolisé qui viennent en Europe pour cause de santé ont intérêt à y rencontrer des conditions météorologiques différentes de celles dont ils ont subi l'action profonde et continue.

Les maladies du foie sont, comme la dysenterie, modifiées par le voyage sur mer et, comme les fièvres paludéennes, se trouvent bien de l'influence hivernale. Cette double action de la traversée et du froid est, depuis Thévenot, un fait d'observation bien établi. Les modifications qui se produisent sont une préparation utile à l'action ultérieure des eaux minérales, qui sont presque toujours une nécessité pour les malades qui reviennent des pays chauds avec des lésions du foie ou de la rate. Il est désirable que ces malades ne rencontrent pas à leur arrivée ces chaleurs orageuses et si élevées de l'été, qui sont plutôt faites pour continuer et aggraver les influences tropicales que pour les modifier et les atténuer; ces conditions météorologiques amènent d'ailleurs, dans la constitution médicale de la zone où elles se montrent, des changements qui, en faisant prédominer les affections intestinales et bilieuses, en rapprochent momentanément la pathologie de celle des pays chauds.

Les deux faits principaux qui ressortent des

considérations précédentes et sur lesquels on ne peut trop insister sont, pour les malades qui viennent demander aux climats tempérés le rétablissement de leur santé, d'abord l'opportunité du départ dans un délai qui ne soit pas trop long et la nécessité de se défendre contre les intempéries d'un autre climat par l'hygiène bien comprise du vêtement.

CHAPITRE II

ACCLIMATEMENT MÉTÉOROLOGIQUE.

Conditions qui le favorisent — Fréquence des affections thoraciques chez les créoles. — Danger de la pneumonie. — L'inobservance des prescriptions hygiéniques est la cause de ces maladies — Résistance des créoles au froid. — Pour quelques-uns le froid détermine une sorte d'hibernation. — Modifications produites par le climat. — Empreinte plus ou moins durable laissée par les climats chauds.

L'individu de race européenne qui se rend des pays chauds dans les pays tempérés y rencontre les conditions du climat de sa race. Plus d'acclimatement météorologique pénible, plus d'acclimatement pathologique redoutable comme ceux que subit l'Européen sous la zone torride. Il n'a qu'à bénéficier de l'influence salubre des variations de température s'il sait se garantir de leurs excès ; les maladies contractées dans les premiers temps du séjour sont presque toujours dues à l'infraction des règles de l'hygiène; il n'est ni plus ni moins exposé que les habitants de la localité où il se trouve, aux affections qui y règnent épidémiquement, et l'on peut presque dire que pour lui l'acclimatement n'existe pas. Il n'est que météorologique, car, à terre comme sur mer, le créole et l'Européen créolisé n'ont qu'à se défendre de la vivacité des impressions atmosphériques, nouvelles pour leur constitution qui n'y est pas encore faite, salubres ou agressives, selon le degré des précautions. Ils ne sont pas plus exposés que dans leur pays aux maladies contagieuses : rougeole, scarlatine, variole, diphthérie ; ils n'ont la crainte et la menace d'aucune affection qui, comme la dysenterie ou la fièvre jaune, réclame un tribut presque fatal ; les maladies dont ils portent les atteintes tendent à guérir par les conditions mêmes du nouveau milieu ; leur acclimatement ne se heurte à aucun obstacle ; il ne rencontre que des circonstances favorables. C'est une simple question d'hygiène, et le succès est presque toujours au pouvoir de l'arrivant.

Les affections thoraciques sont aisément contractées dans les premiers temps du séjour, ce qui, en dehors de toute explication physiologique plus ou moins aventurée sur les modifications survenues dans les rôles respectifs du poumon et du foie, tient à des causes toutes simples : à une impressionnabilité sans doute plus grande, à des influences inaccoutumées et à des imprudences journalières. La phthisie ne doit pas être comptée au nombre des affections thoraciques auxquelles l'arrivant est sujet. Si l'on voit mourir en France des créoles ou des nègres par suite de tuberculisation pulmonaire, ce qui ne s'observe que dans une proportion restreinte d'ailleurs et peut-être moindre que dans leur climat, ce n'est qu'après un séjour assez prolongé que la maladie se déclare et non pas dans les premiers mois. Cette circonstance écarte naturellement l'idée que les conditions climatériques nouvelles excitent, réveillent ou déterminent la phthisie. L'angine et la bronchite sont très-communes et la pleurésie se rencontre bien plus rarement que la pneumonie. La pneumonie est très à redouter pour les créoles et les races colorées pendant les premiers temps de leur séjour en Europe. Dire qu'elle est pour le créole ce qu'est la fièvre jaune pour l'Européen ne serait qu'une exagération ; mais ce serait, en l'amplifiant, en signaler tout le danger. Il est, en effet, en France, bien des habitants des pays tropicaux dont la fluxion de poitrine a mis l'existence en péril. Bien des décès, à ma connaissance, peuvent lui être rapportés depuis vingt-cinq ans, dans la colonie créole établie à Paris.

Si l'hygiène n'a qu'un rôle modeste dans la préservation de la fièvre jaune, elle suffit pour mettre à l'abri de la pneumonie et des autres maladies aiguës du thorax. Elles peuvent être, en effet, presque toujours rapportées à l'insuffisance du vêtement ou à celle du chauffage. Les créoles, habitués à vivre en plein air, toutes portes et fenêtres ouvertes, ont besoin d'une éducation nouvelle pour apprendre à fermer instinctivement les portes des appartements et à éviter ainsi les courants d'air. C'est le plus tard possible qu'ils se décident à mettre des vêtements d'hiver, et souvent ils ne les choisissent pas assez chauds. Presque toujours ils conservent, à la maison, les habits légers qu'ils portaient dans leur pays, et cela par les matinées les plus froides de l'hiver. En prenant d'autres vêtements dans la journée, ils semblent obéir plutôt à une exigence de la mode qu'à une nécessité du climat. Ils s'éloignent instinctivement du feu, et ce n'est qu'à la longue qu'ils arrivent à en aimer l'influence. Bien peu de créoles, d'ailleurs, même après un long séjour, supportent, sans en être incommodés, la chaleur du poêle ou celle du calorifère. En fait de chaleur artificielle, ils s'accommodent d'un minimum représenté par le

chauffage incomplet de la cheminée. Cette sorte
de répulsion pour le feu et les étoffes épaisses ne
provient pas seulement du défaut d'habitude :
elle tient à une autre cause assez singulière ,
plus aisée à constater qu'à expliquer, à la propriété dont jouit le créole, pendant les premiers
temps de son séjour, d'être peu sensible au froid.
Il semblerait que cette faible impression physique devrait être en rapport avec une impressionnabilité morbide moindre également. Il n'en
est rien, et malgré ce qu'elles ont de contradic-
toire, la prédisposition des créoles aux affections
thoraciques aiguës et leur faible sensibilité au
froid sont deux faits constatés par l'observation.

« Les indigènes des tropiques résistent avec
avantage, écrit Michel Lévy, à l'épreuve des climats froids ; ils réagissent par un développement de force et de caloricité assez analogue à
celui qu'on présente au sortir d'un bain froid,
mais avec cette différence qu'il s'opère avec con-
tinuité et dans une mesure inférieure. Cette
exaltation de la puissance calorifiante ne se maintient guère au delà des deux premières années ;
passé ce terme, les immigrants rentrent dans la
condition de la population indigène et deviennent sensibles comme elle à l'impression du froid,

mais ils la supportent mieux ; les créoles de la grande armée ont moins souffert dans la retraite de Russie que les soldats originaires des régions tempérées. »

Pour un certain nombre de personnes originaires des régions tropicales, la durée de cette résistance au froid n'est pas limitée à deux années seulement, mais semble plutôt indéterminée. Je connais une mulâtresse qui habite la France depuis quarante ans et qui, à l'âge de soixante et dix ans, ne se chauffe jamais par les hivers les plus rigoureux et travaille à l'aiguille dans cette saison près d'une croisée ouverte. Cette insensibilité au froid, qui est le privilége de quelques organisations, est curieuse à rencontrer chez des individus appartenant à des races colorées. A Paris et dans les principales villes maritimes, il existe un assez grand nombre de nègres et de mulâtres qui se sont très-bien faits au climat et qui, loin de redouter l'hiver, en préfèrent l'influence à la chaleur constante de leur pays. Leur bonne santé et leur impressionnabilité peu marquée aux influences extérieures me portent à penser que l'opinion banale que les nègres ne peuvent vivre dans les pays froids est une idée théorique et non un fait démontré par l'observation. Il n'en existe pas moins parmi les créoles quelques individus que les moindres dépressions thermométriques affectent péniblement et que le froid plonge dans une sorte d'hibernation. Ils se font difficilement aux habitudes d'existence des climats tempérés, arrivent à ne plus sortir volontiers de leur chambre, prennent tout avec indifférence et deviennent nostalgiques. Le retour au pays vaut mieux que la vie pénible et exposée qu'ils mènent.

Les fonctions de la peau sont profondément modifiées chez l'habitant des pays chauds qui s'est transporté dans les climats tempérés. Ces transpirations profuses qui maintiennent la peau dans une sorte de macération et y produisent comme un léger boursouflement ne se montrent plus qu'accidentellement et à un degré moindre pendant les plus fortes chaleurs de l'été. Ce boursouflement du tissu cellulaire et de la peau disparaît aux premiers froids, ainsi que l'embonpoint que présentent certains créoles, les femmes surtout, modifications qui correspondent à des conditions différentes de santé, sinon meilleures, à une hématose et à une assimilation sans doute plus complètes. L'épreuve d'un premier hiver achève l'acclimatement du créole et l'initie à un genre d'existence tout opposé à la vie tout extérieure des pays chauds. Nous verrons qu'un temps plus long est nécessaire pour assurer l'acclimatement de celui qui souffre ou est convalescent de quelque maladie contractée sous les tropiques. Rarement, cependant, après la première année, l'assimilation du créole à l'Européen est complète. Il faut souvent deux ans, trois ans même pour que la coloration rosée du visage permette de les confondre. Beaucoup de créoles, ayant, en cela, de l'analogie avec les populations méridionales de l'Europe, conservent, après plusieurs années de séjour en France et avec de bonnes conditions de santé, les tons ambrés, la coloration jaune-paille, le masque indélébile des pays chauds.

CHAPITRE III

L'habitant des tropiques qui vient, par raison
de santé, résider dans les climats tempérés doit
avoir un double souci. Il a à se prémunir contre
les influences météorologiques et à les utiliser
pour son rétablissement. L'hygiène lui permettra
d'écarter les inconvénients et de profiter des
avantages. Éviter les impressions morbides du
froid et de l'humidité, les intempéries et les
brusques variations de la température, sortir aux
heures tièdes de la journée, se chauffer modéré-

ment, se vêtir chaudement, user des choses avec une extrême réserve, ne pas se croire encore dans la chaude atmosphère des tropiques, se rappeler qu'on est en Europe et qu'on est encore souffrant, adopter au plus tôt et complétement les habitudes et les usages appropriés au climat, tels doivent être la préoccupation et le constant effort des convalescents et des malades. Ceux-ci, comme les créoles bien portants, négligent trop souvent ces préceptes généraux. Aussi les imprudences sont-elles suivies de rechutes et de récidives ou d'affections thoraciques aiguës. Quelquefois, à la suite d'une maladie contractée par accident, la maladie antérieure s'aggrave ou reparaît.

La nature de l'affection apporte quelques modifications dans l'hygiène des individus. Ainsi nous avons vu que certains états morbides sont aggravés et d'autres influencés en bien par le froid. L'anémie est au nombre de ces derniers. Il n'est qu'un petit nombre de créoles qui ne soient pas atteints d'anémie. Ceux qui viennent en Europe pour leurs affaires ou leurs plaisirs offrent ce léger appauvrissement du sang qui provient de l'action déprimante du climat tropical et reste compatible avec les conditions de la santé. « On peut dire, écrit M. Rufz [1], que sous la zone torride tout tend à l'anémie : c'est le carrefour où viennent aboutir les maladies les plus diverses. Il y a un premier degré physiologique d'anémie, dont il faut que l'état de santé présente la livrée pour avoir l'assurance de se bien porter dans ces contrées. Tel est le teint créole et celui des acclimatés. » Cette décoloration du teint, ces tons jaunes, ambrés, qu'on met à tort sur le compte des maladies de foie, passent souvent inaperçus au milieu des colorations variées des races tropicales. Là, si j'ose ainsi dire, le sens de l'anémie se perd, même pour le médecin. Dans les pays tempérés elle frappe vivement par le contraste.

Dès qu'elle a dépassé son degré physiologique, la chloro-anémie a peu de tendance à guérir sous les tropiques. Rien dans les influences du climat qui vienne en aide au traitement. Souvent la maladie se complique et des causes spéciales viennent s'ajouter aux causes générales qui l'ont produite. La fièvre y mêle un élément tenace et tellement actif, que dans les localités palustres les deux cachexies anémique et paludéenne peuvent à peine être distinguées. D'autre fois à l'anémie

---

1. *Chronologie des maladies de Saint-Pierre* (Martinique), p. 106.

succède la dysenterie, et à celle-ci la diarrhée chronique. Dans des circonstances moins graves, ce sont des dyspepsies qui entravent l'assimilation et la guérison. Les préparations de fer entretiennent ou déterminent souvent des accidents de diarrhée qui forcent à renoncer à leur emploi. Quand les malades, après avoir langui à la recherche d'une guérison impossible sur place, se décident à partir, ils n'apportent que trop souvent des complications redoutables ou quelque effroyable cachexie au-dessus des ressources de l'art, aidées de l'action d'un autre climat. Lorsque l'anémie est dépourvue de complications et n'a pas dépassé un certain degré, sa guérison est certaine, au contraire, au bout d'un temps plus ou moins long ; seulement il ne faut pas tout attendre du climat ; la médecine doit venir en aide à l'hygiène. Les ferrugineux, mieux supportés par suite des modifications survenues dans la nutrition, les amers, les vins de quinquina, les eaux minérales légèrement alcalines et ferrugineuses et les bains sulfureux amèneront des guérisons complètes et quelquefois promptes. Dans d'autres cas le rétablissement est lent en dépit de la médication aidée par une alimentation riche et variée, et ce n'est qu'après avoir subi un hiver que les malades reviennent à la santé. L'hydrothérapie peut être très-utile dans ces anémies rebelles, qu'elles soient simples ou qu'elles offrent quelque complication fébrile.

Les influences estivales ne conviennent pas à l'anémique ; celles de l'automne, celles encore plus toniques de l'hiver lui sont plus favorables. Aussi doit-il, s'il en a le loisir, passer un hiver et ne retourner qu'au printemps dans les climats chauds. Mais, pour que l'hiver soit bien supporté et puisse être utile, il ne faut pas que l'anémie soit trop profonde, trop ancienne ni compliquée de quelque autre maladie. Les malades arrivés à la cachexie ont à craindre le climat et n'ont rien à espérer de la médecine et de l'hygiène. La peau ne fonctionne plus ; la digestion, l'assimilation, la calorification sont troublées et incomplètes ; le moindre abaissement de température est une souffrance et le régime ne peut que retarder la terminaison fatale. Les cachectiques succombent ordinairement à des accidents diarrhéiques et peut-être plus vite que s'ils étaient restés soumis aux influences tièdes du milieu qu'ils ont quitté trop tard.

A terre comme à bord, le froid et l'humidité exaspèrent les accidents chez les dysentériques, qui auront à s'appliquer constamment à en éviter les impressions. La flanelle au contact de la peau est pour ces malades d'une nécessité indispensable et ils ne devront craindre ni de trop se chauffer ni de trop se couvrir. Il n'est pas rare que la traversée ait déjà amendé leur état et, grâce à l'hygiène et aux conditions climatériques heureuses qu'ils rencontrent, ils n'ont plus qu'à consolider la guérison commencée sur mer. Ce n'en est pas moins pour ceux-ci, et à plus forte raison pour les malades qui n'ont retiré aucun bénéfice du voyage, une œuvre lente, difficile, souvent défaite et reprise et qui exige des mois et même des années pour effacer les traces et la susceptibilité morbides empreintes dans l'économie par les climats tropicaux. Cette longue durée s'explique par la gravité des lésions consécutives aux dysenteries anciennes, par les complications ordinairement présentées et par les rechutes dues à une impression de froid, plus souvent à un écart de régime, et qui surviennent même sans cause appréciable.

L'action tonique du climat ne suffit pas pour guérir les maladies intestinales contractées dans les colonies. La diététique reste toujours la partie importante du traitement. Le médecin doit d'autant plus insister sur le régime, que, fatigué de celui qu'ils ont suivi, les convalescents sont disposés à attribuer aux fruits et aux légumes nouveaux pour eux des qualités bienfaisantes qui servent d'excuse aux imprudences qu'ils ne sont que trop enclins à commettre. La plupart de ces malades ont le tort dans la belle saison de se renfermer dans les villes où leurs intérêts et des liens de parenté ou d'amitié les ont attirés alors que les personnes qui ont de la richesse et des loisirs s'empressent, même sans être souffrantes, d'en fuir l'atmosphère chaude et viciée. Ce n'est pas dans l'air confiné d'une ville, fût-elle grande comme Paris, ni dans des appartements confortables l'hiver, mais désagréables l'été, que les convalescents de dysenterie seront le mieux placés pour obtenir la guérison qu'ils sont venus chercher de si loin. C'est à l'atmosphère salubre des bords de la mer, c'est à l'air vivifiant des montagnes, des Alpes, des Vosges ou des Pyrénées, et au grand air de la campagne qu'ils doivent demander le rétablissement de leur santé.

L'influence du froid pendant le voyage et pendant les premiers temps du séjour est favorable aux affections du foie contractées dans les pays chauds. L'hygiène bien comprise et observée des vêtements l'empêchera d'être trop vive, trop brusque ou trop profonde. Elle n'aura alors rien d'agressif qui ramène quelque complication dysentérique, car les lésions de l'hépatite sont très-souvent liées à la dysenterie et les abcès qui terminent la première sont le plus ordinairement causés par celle-ci. Lorsque l'hépatite n'a pas été ou n'est plus sous la dépendance d'un flux intestinal, la saison froide est une préparation utile à l'emploi des eaux minérales alcalines. Les malades, pour retirer de sérieux résultats d'un séjour à Vichy, ont souvent besoin d'être tonifiés et mis en état de résister à la dépression que peut amener l'emploi des alcalins chez les sujets affaiblis et anémiés. On ne saurait trop insister sur la nécessité d'un séjour prolongé dans les pays froids ou tempérés pour ceux qui ont présenté les lésions profondes de l'hépatite suppurée, soit que l'abcès ait été ouvert par le bistouri ou qu'il se soit vidé par l'intestin ou par les bronches. Ces lésions exigent plus d'une saison hydrominérale, et pour que tout vestige d'inflammation soit éteint, il faut l'action longtemps continuée d'un milieu différent de celui où la maladie a été contractée. Ceux dont la vie a été si gravement compromise feraient mieux de ne jamais plus retourner dans les pays chauds. Si la nécessité les oblige au départ, qu'ils le diffèrent le plus possible en songeant aux périls qu'il y aurait à s'exposer prématurément aux influences délétères dont la trace n'est peut-être pas encore effacée.

Les maladies du foie sont ordinairement celles que l'Européen contracte le plus tard dans les régions torrides. Ce sont celles dont l'empreinte disparaît aussi le plus tard et le plus difficilement dans les régions tempérées. L'anémie, si rebelle qu'elle soit, guérit radicalement ; la dysenterie chronique s'amende et disparaît ; l'influence paludéenne, si tenace, ne se révèle plus par aucune manifestation. L'hépatite ne guérit pas toujours aussi complétement ; elle peut récidiver après un temps plus ou moins long. Il n'est pas très-rare de voir des malades qui, après avoir eu une hépatite et même un abcès du foie et après avoir repris les conditions ordinaires de la santé, succombent à une nouvelle hépatite suppurée. Il est même des personnes qui, ayant habité les colonies sans souffrir du foie, finissent par mourir d'un abcès hépatique après plusieurs années de séjour en France. Cette influence morbide latente se révèle surtout chez ceux qui ont subi l'empreinte profonde de l'impaludation.

L'influence paludéenne n'abandonne pas aisément l'organisme qu'elle a lentement envahi et, comme elle a peu de tendance à s'effacer dans les pays chauds, une fois qu'elle est bien établie, l'émigration et le séjour dans un pays tempéré sont la ressource la plus salutaire pour les malades. Le climat produit tout d'abord dans leur état des modifications importantes : il altère la nature des accès ; il en change les types et en éloigne les retours. Chez l'un, l'influence fébrile, avant de disparaître, se traduira par des accès réguliers revenant à la même date du mois pendant un trimestre ; chez d'autres, des accès violents vont se montrer peu de jours après l'arrivée et reparaîtront irrégulièrement même après six mois de séjour. Les accès peuvent aussi s'éloigner sans que leurs caractères se modifient. J'ai vu une malade atteinte depuis six ans d'une fièvre dont l'algidité caractérisait les accès et qui, après un an de séjour à Paris, était prise tous les mois ou tous les deux mois d'une fièvre dont l'algidité était encore le symptôme essentiel.

Dans ces fièvres, qui durent et sont sujettes à des retours, le caractère pernicieux peut se montrer à un moment donné et sans cause occasionnelle appréciable. J'ai observé à Paris, chez un malade qui n'avait pas traité sérieusement de petits accès d'une fièvre ancienne prise au Sénégal, deux accès pernicieux consécutifs qui ne cédèrent qu'à de fortes doses de sulfate de quinine. C'est heureusement un fait rare.

En Europe, comme dans les pays chauds, chez les sujets qui sont sous l'influence de l'impaludation, on voit, avec moins d'intensité et de péril, l'élément fébrile apparaître comme une complication fréquente. Une angine, une bronchite auront un appareil fébrile dont les caractères et la violence ne seront pas en relation avec la phlegmasie. Une brûlure, une plaie accidentelle, une opération se compliqueront d'accès qui ne seront pas symptomatiques et qui ne seront pas non plus la fièvre hectique, malgré la ressemblance dans certains cas. La lésion ne marchera vers la guérison qu'après que le fébrifuge aura écarté la complication. On rencontre même des malades qui, dans les colonies, n'étaient nullement sujets aux fièvres et chez lesquels l'influence paludéenne existe à l'état latent. Une lésion traumatique, une affection quelconque déterminent de la fièvre que l'intermittence et l'action du fébrifuge rattachent nettement à la cause palustre.

Cette influence peut se traduire aussi par les formes variées et bizarres de la fièvre larvée.

Les sujets qui sont affectés de ces fièvres anciennes et rebelles présentent de l'anémie, une décoloration marquée des tissus, quelquefois une infiltration légère des pieds, des mains et du visage et une hypertrophie légère de la rate et du foie. Ces altérations sont de plus en plus marquées suivant que l'état morbide se rapproche de la cachexie. La guérison a lieu lentement, dans un temps dont la durée est en rapport avec l'ancienneté de l'impaludation. Des adultes et des enfants présentent des accès fébriles après six mois, un an et même plusieurs années de séjour dans les climats tempérés. Les toniques, le quinquina, les ferrugineux, l'hydrothérapie employés avec prudence et mesure viennent en aide à la lente influence du nouveau milieu, et c'est après un ou deux hivers, quelquefois bien plus tard que cette disposition de l'économie est entièrement modifiée.

C'est à ces moyens thérapeutiques, à l'alimentation tonique, à tout ce qui peut changer la masse du sang et en reconstituer les globules que le médecin devra avoir recours chez les malades qui sont arrivés à la cachexie paludéenne. Les bains toniques, les bains de mer et l'hydrothérapie seront employés en dernier lieu. Leur emploi prématuré, dans les premiers temps du séjour du malade, en l'exposant à prendre froid, déterminerait presque fatalement le retour des accès intermittents. Le séjour à la campagne dans la belle saison et l'air vif des montagnes conviennent à tous les malades cachectiques ou moins gravement atteints, qui ont des fièvres intermittentes anciennes.

La médication dirigée contre les accidents chroniques de la cachexie paludéenne, presque toujours infructueuse dans le foyer, donne des résultats heureux en dehors de ce foyer. Le changement de climat reste le dernier mot de la médication. Il implique deux avantages considérables : la soustraction des causes pathologiques, spéciales comme les miasmes, générales comme les influences déprimantes des contrées chaudes, et l'action contraire des influences toniques des climats tempérés ramenées par la succession des saisons et dont la plus active est celle de l'hiver.

Il n'est pas besoin d'insister sur le rôle important de l'hygiène pendant la période toujours longue où, sous l'action combinée de la médication et des conditions climatériques, s'opère ce lent travail de reconstitution de l'économie. C'est lorsque ce travail est commencé que les eaux minérales prises sur place pourront intervenir avec avantage pour modifier les lésions organiques laissées par la cachexie paludéenne.

CHAPITRE IV

DES EAUX MINÉRALES.

Application des eaux minerales aux maladies des pays chauds.
— Inconvénients des eaux sulfureuses dans la dysenterie. —
Danger des eaux alcalines très-mineralisées comme Vichy dans
cette maladie. — Utilite des eaux alcalines dans les engorgements viscéraux consécutifs. — Avantage dans la dysenterie de
l'emploi d'eaux minérales plus douces, telles que Plombières
et Luxeuil. — Utilité des eaux ferrugineuses dans la convalescence — Des eaux alcalines, Vichy, Pougues, Vals, Carlsbad
dans le traitement des maladies du foie. — Leurs avantages
et leurs dangers. — Traitement des engorgements glandulaires
liés aux fièvres paludeennes. — Traitement de l'anémie par les
eaux minerales ferrugineuses.

Il existe une opinion assez accréditée dans le
monde et même parmi beaucoup de médecins
relativement à la convenance ou à la nécessité
d'une saison aux eaux minérales pour l'habitant
des tropiques qui se rend en Europe. Est-il bien
portant, cette saison devra modifier ses organes
abdominaux et agir comme traitement préventif
contre les maladies qu'il va braver à son retour.
Est-il malade, les eaux guériront les lésions de
ses viscères et effaceront l'empreinte pathologique des pays chauds. Cette croyance repose en
partie sur des erreurs et des apparences. L'er-

reur, c'est la prépondérance accordée aux fonctions du foie, qui suppléerait à l'action du poumon, en opérant, sous forme de bile, la séparation du carbone entraîné par la respiration sous forme d'acide carbonique dans les pays froids. Rien, jusqu'ici, ne démontre cette active suppléance du foie dans les climats chauds, et cette physiologie, où l'imagination a devancé l'expérimentation, est loin d'être appuyée par la pathologie, quoi qu'on ait fait pour donner celle-ci comme preuve de celle-là. En réalité, les affections du foie sont plus variées en Europe que sous les latitudes chaudes, où l'on n'observe guère que les seules et graves lésions de l'hépatite et où il existe des localités presque exemptes de ces lésions. Quant aux tons jaunes, bistrés et terreux de la peau, ce n'est pas à des altérations hépatiques qu'ils sont dus et, malgré les apparences, ils doivent être presque toujours rapportés à la chloro-anémie.

« C'est une tradition populaire aujourd'hui, écrit M. Rufz[1], qu'après un assez long séjour aux colonies, il faut aller faire une saison à Vichy pour rétablir son foie. » A l'exception des

____

1. *Chronologie des maladies de Saint-Pierre* (Martinique), p. 93.

thermes des Pyrénées, renommés contre la phthisie et les autres affections de la poitrine, on ne
connaît guère en Amérique que Vichy, dont les
eaux doivent être également salutaires contre les
maladies les plus diverses : affections des reins et
de la vessie, altérations fonctionnelles ou organiques de l'anémie, de la dysenterie, de l'hépatite et de la fièvre paludéenne. Le vague qui
plane sur la médecine thermale tout entière se
répand sur ses applications aux maladies des
pays chauds. Depuis tant d'années que les stations thermales sont fréquentées par les malades
qui viennent de ces pays, nous n'avons encore
aucune donnée précise sur les effets réels et les
indications positives des eaux dans telle ou telle
forme de ces maladies exotiques. Chacun connaît des succès, des demi-résultats, des revers ;
mais ces faits n'ont pas un lien qui les rapproche ;
les observations sont incomplètes et tronquées,
et à l'ensemble de ces affections on peut appliquer
cette affirmation plus discrète de M. Delioux
de Savignac [1] : « La question de l'application
des eaux minérales au traitement de la dysenterie et de ses suites est presque toute à faire. »
Cette application aux maladies des pays chauds

---

1. *Traité de la dysenterie*, Paris, 1863, in-8°, p. 489.

serait un travail plein d'intérêt et d'utilité.

Nous ne saurions nous étendre sur ce sujet. Nous présenterons seulement quelques considérations sur l'emploi des eaux minérales dans les principales maladies des habitants des pays chauds, en ayant soin d'être sobre d'affirmations et quelquefois en restant dans un certain doute. Beaucoup d'affections exotiques guériraient avec le temps, le régime, l'action du nouveau milieu sans le concours des eaux. Ce concours peut être nécessaire dans d'autres cas, utile ou préjudiciable suivant les complications et la durée du mal, prématuré ou tardif, variable enfin suivant une foule de circonstances inhérentes ou étrangères à la nature de la lésion. Le succès dépend aussi du choix de la station et du mode d'administration des eaux. En somme, on peut dire que les malades des pays chauds se trouvent, pour les résultats, dans des conditions assez analogues à celles des malades du pays où coulent les sources minérales. Ils n'y trouveront pas une panacée ; mais, dans des circonstances données, les eaux pourront être utilisées avec avantage. Prises avec mesure, elles pourront être encore utiles à ceux qui, sans avoir de lésions ou de maladies déterminées, ont des troubles dans leur santé ou un état de malaise souvent lié à la dyspepsie et à l'anémie même peu prononcées.

La dysenterie chronique est peut-être la maladie coloniale pour la guérison de laquelle on a le plus souvent recours à l'émigration en Europe. Jusqu'ici, cependant, la médication hydro-minérale de cette affection n'est établie sur aucune base certaine, faute de documents assez nombreux, complets et précis, pour inspirer une entière confiance. Des faits d'amélioration et de guérison permettent d'affirmer que les eaux minérales, qui sont des moyens de thérapeutique et d'hygiène tout à la fois, sont réellement efficaces dans ces états désignés sous le nom de *dysenterie chronique*, et où la diarrhée et la dysenterie se succèdent et se mêlent. On peut poser comme une règle qu'elles ne conviennent que dans les formes chroniques et non lorsque la maladie subit accidentellement un retour vers l'état aigu. Les eaux sulfureuses ne paraissent pas convenir en boissons. Prises en bains, aux sources mêmes, elles sont d'un emploi difficile à régler lorsqu'elles sont aussi stimulantes qu'à Aix-les-Bains, localité où la chaleur est souvent trop intense, ou que Baréges, dont le climat âpre convient peu aux susceptibilités morbides

des dysentériques. Les eaux plus douces d'Amélie-les-Bains ne donnent que des résultats aléatoires. « J'ai, dans ces dernières années, rapporte M. Delioux de Savignac, envoyé ou vu aller plusieurs dysentériques à Amélie ; j'en ai vu revenir sans bénéfice aucun, et l'état de quelques-uns a été sensiblement aggravé. »

Les eaux alcalines, bicarbonatées sodiques, comme Vals et Vichy, sont peu favorables dans le cours de ces dysenteries. Prises sans ménagement, elles peuvent être très-nuisibles en aggravant la débilitation et l'état cachectique des sujets. Aussi n'est-ce qu'avec une extrême réserve qu'elles devront être administrées en boisson. Ce n'est que plus tard, dans la convalescence ou après la guérison du flux intestinal, que Vichy aura une réelle utilité contre les suites de la dysenterie. C'est en modifiant les lésions consécutives, les engorgements des glandes mésentériques, de la rate et du foie, lésions dues parfois à des causes complexes comme la dysenterie et l'impaludation, que les eaux sodiques pourront agir indirectement sur la maladie principale, prévenir le retour des accidents diarrhéiques et, loin de débiliter l'économie, favoriser la nutrition, modifier l'anémie et aider à la reconstitution des forces. Hors ces cas d'altérations viscérales à résoudre, après que la cessation du flux spécifique a démontré que les lésions intestinales sont cicatrisées, j'hésiterais à conseiller une saison à Vichy, à cause de la minéralisation de ses sources.

Je m'adresserais plus volontiers à des eaux plus faiblement minéralisées, comme Plombières et certaines sources de Bagnères-de-Bigorre. Plombières n'agit que par ses bains plus ou moins prolongés et ses douches graduées. Plus d'eau à boire dont l'ingestion peut irriter des lésions intestinales récemment cicatrisées. L'action astrictive qui se fait sentir sur l'intestin dès le second bain, chez la plupart des malades, est utilisée avec avantage dans le traitement des maladies intestinales et des dysenteries anciennes contractées dans les pays chauds. Les malades de cette dernière catégorie ne fréquentent pas assez ces thermes, qui leur offriraient un air vif, sec et pur, et dont les variations thermométriques n'exigent que quelques précautions faciles à observer. Plombières, dont les eaux ont une action manifeste sur le nerf trisplanchnique, agirait favorablement sur ces viscéralgies, ces dyspepsies, ces névropathies qui accompagnent

l'impaludation, l'hépatite, l'anémie et la dysenterie et persistent après la guérison des lésions. Ces
malades pourraient, en suivant leur traitement
balnéaire, boire à leur repas de l'eau de Bussang
comme ont l'habitude de le faire un grand nombre
de ceux qui fréquentent Plombières. Dans une
localité voisine, à Luxeuil, la réunion de sources
chlorurées sodiques et de sources ferrugineuses
me semble présenter de sérieux avantages pour
le traitement de ces états complexes qui sont liés
à la dysenterie chronique, tels que les engorge-
-ments viscéraux et glandulaires de l'abdomen,
les viscéralgies et l'état chloro-anémique.

Les eaux ferrugineuses, celles qui contiennent
surtout des bicarbonates alcalins, seront utilement prescrites dans la convalescence de la dysenterie et des diarrhées contractées dans les colonies. « Ces eaux, écrit M. Delioux de Savignac,
sont toniques, digestives, reconstituantes à tous
les titres ; et, comme moyens adjuvants, comme
boisson de table, par exemple, elles peuvent se
placer avec avantage dans presque toutes les
phases de la dysenterie chronique, dans sa convalescence, dans l'anémie et les dyspepsies consécutives. Rappelons ici les eaux justement re-
nommées de Bussang, de Forges, de Provins,

de Spa, de Pyrmont, de Soultzbach, d'Orezza, de Schwalbach. Parmi ces eaux, on devra spécialement faire choix de celles dans lesquelles prédomine le bicarbonate de chaux : Provins, Pyrmont, Orezza, lorsqu'il y aura lieu de combattre le phénomène diarrhée demeuré persistant. »

Après la guérison de l'hépatite, que la terminaison ait été la résolution ou la formation d'un abcès, il est prudent de chercher à modifier profondément l'économie et à prévenir ainsi les récidives. Une ou deux saisons aux eaux aideront efficacement à l'influence reconstituante du climat, si surtout le séjour peut se prolonger longtemps dans les pays tempérés. Pour que la saison thermale, au lieu de nuire, donne les résultats qu'on en espère, les malades ne doivent l'entreprendre que lorsque le retour des forces commence à indiquer que la cachexie disparaît et que l'anémie elle-même tend à diminuer. En France, les eaux bicarbonatées sodiques de Vals et de Vichy et les eaux bicarbonatées calciques de Pougues sont indiquées avec avantage dans les lésions consécutives à l'hépatite. En Allemagne, ce sont les eaux d'Ems, de Kissingen, de Hambourg, de Marienbad et de Carlsbad.

Ces différentes eaux alcalines d'Allemagne et de France exercent une action évidente sur la nutrition du foie et en modifient l'intumescence, que celle-ci soit liée à la dysenterie ou à l'impaludation. Leur administration doit être prudente et mesurée, à cause de l'état cachectique qui accompagne presque constamment les hypertrophies, les dégénérescences et autres altérations du foie et de la rate, lésions dues la plupart du temps à des maladies complexes. « D'après ce que j'ai pu observer, rapporte Frerichs[1], il faut se servir avec prudence des sels alcalins, ainsi que des eaux de Carlsbad, de Vichy, de Marienbad, de Kissingen, dans lesquelles ils se trouvent avec abondance, car ils produisent facilement des diarrhées épuisantes et augmentent la cachexie... Lorsque le gonflement a diminué, il n'arrive pas toujours que les fonctions du foie redeviennent normales ; dans des circonstances semblables, j'ai vu la cachexie continuer de progresser jusqu'à l'épuisement, quoique les eaux n'eussent été prises qu'à petites doses. »

Les engorgements de la rate et du foie n'exigent pas toujours une thérapeutique aussi forte

1. *Traité pratique des maladies du foie* (traduction française), 1866, in-8°, p. 437.

et se trouvent mieux de l'usage d'eaux moins
minéralisées, telles que les eaux d'Ems, de Pougues, de Luxeuil et de Cransac. Ces dernières, à
cause du sulfate de fer qu'elles contiennent, sont
toniques, reconstituantes et astringentes. Elles
conviendraient à la dysenterie chronique et à
l'état cachectique qui la suit. Elles agissent favorablement sur l'anémie et sur les engorgements
viscéraux dus à l'intoxication paludéenne. Il est
une circonstance spéciale aux habitants des tropiques, non pas à tous, mais à ceux qui ont vécu
dans les localités palustres, et qui nécessite une
certaine réserve dans le traitement hydro-miné-
ral. Non-seulement ceux qui ont des hypertrophies spléniques et hépatiques de cause palustre,
mais ceux qui ont des engorgements provenant
de la dysenterie, comme ceux qui n'ont que des
lésions légères, des viscéralgies et un état chloro-
anémique, peuvent, à un moment donné, sous
l'influence d'une cause occasionnelle, présenter
des accès de fièvre intermittente qui montrent
que ces malades sont sous l'empire de l'impa-
ludisme. L'action des eaux minérales réveille
parfois ces manifestations, qui peuvent être très-
graves chez les sujets affaiblis. Je connais plusieurs exemples de ces fièvres survenues pendant

une saison passée aux eaux. Leur moindre inconvénient est d'interrompre et de prolonger la saison, de nécessiter l'emploi du sulfate de quinine et d'obliger de renoncer au traitement thermal. Ces accès peuvent revêtir le caractère pernicieux et avoir des conséquences immédiatement graves sur des organismes incapables de résister.

Les malades atteints d'anémie simple ou compliquée de quelque engorgement viscéral trouvent aux sources salines et surtout aux sources ferrugineuses de précieuses ressources qui aident activement à la guérison qu'une alimentation différente et souvent meilleure et les alternatives toniques des saisons influencent en bien et tendent à amener naturellement. Tout favorise leur rétablissement dans les pays tempérés : l'air qu'ils respirent, les impressions de fraîcheur et de froid qu'ils ressentent, les préparations ferrugineuses mieux supportées que dans les pays chauds, où elles occasionnent souvent des accidents du côté des voies digestives, les moyens hygiéniques et thérapeutiques tels que l'hydrothérapie, les bains de mer, le séjour à la campagne et les excursions dans l'air vif et salubre des montagnes. Outre leurs propriétés spéciales, les stations hydro-minérales réalisent la plupart de ces avantages. La France est riche en sources ferrugineuses, qui conviennent au traitement de ces anémies tropicales. Les unes ont une grande célébrité ; la réputation des autres est restée locale ou n'a pas dépassé les limites d'un ou deux départements. C'est à l'est, au nord et au midi que se rencontrent ces sources ferrugineuses, dont les plus connues sont Spa (Belgique), Bussang (Vosges), Luxeuil (Haute-Saône), Soultzbach (Haut-Rhin), Forges (Seine-Inférieure), Bagnols (Orne), Neyrac (Ardèche), Sylvanès (Aveyron), Rennes (Aude), La Malou (Hérault), Cransac (Aveyron), Bagnères-de-Bigorre (Hautes-Pyrénées), Orezza (Corse).

CHAPÎTRE. V.

Le créole, comme l'Européen acclimaté dans les
pays tropicaux, se fait généralement très-bien au
climat tempéré de la France. Que leur santé ait
été précédemment atteinte ou non, elle se fortifie
à mesure que leur séjour se prolonge, et en dehors des chances communes à tous et résultant
de l'âge, des imprudences, des maladies accidentelles et organiques, ils ne sont sujets à aucune
de ces affections graves, presque nécessaires,
comme la fièvre jaune et la dysenterie, qui compromettent l'acclimatement de l'Européen sous
les tropiques. L'influence des climats torrides
mine, épuise lentement et tend à briser l'écono-

mie. Celle des zones tempérées et froides relève, accroît et tend à maintenir les forces. Aussi l'acclimatement de celui qui a fait un long séjour aux colonies ne rencontre-t-il pas d'obstacle sérieux dans les pays tempérés, tout au plus quelques circonstances fâcheuses qui le retardent, sans l'empêcher. Il ne faudrait pas cependant trop généraliser et penser qu'il suffit de toucher la terre d'Europe pour être acclimaté. Que les migrations de l'homme aient lieu du nord au midi ou du midi au nord, c'est toujours une œuvre aventureuse au fond, où le succès reste à la collectivité, en dépit des accidents survenus aux individus. Si le plus grand nombre de ceux qui viennent des régions tropicales se trouve bien du séjour dans les pays tempérés, il en est d'autres dont l'acclimatement est malaisé, long, difficile et quelquefois impossible.

Il est des enfants nés aux colonies et venus en France pour entrer au collége qui supportent mal le climat non-seulement la première année, mais la seconde et même la troisième. Ils contractent aisément des angines et autres affections catarrhales et restent faibles, pâles et étiolés. Cette susceptibilité morbide, ces fâcheuses influences sont peut-être encore plus marquées chez certaines jeunes filles créoles. Elles prennent aux premiers froids des bronchites dont l'intensité, la durée et les phénomènes consécutifs sont faits pour inquiéter et éveiller l'idée de la phthisie. La toux, l'état fébrile, l'amaigrissement, les symptômes locaux et généraux disparaissent avec l'hiver, et l'été, qui reproduit les conditions des climats chauds, ramène pour ces malades les conditions de la santé. Il est rare que ces enfants ne finissent pas par se faire au climat et s'y développer très-bien, même après avoir été très-fortement éprouvés tout d'abord.

Parmi les créoles qui se rendent en Europe avec l'idée de s'y fixer, il y en a quelques-uns que l'état de leur santé gravement éprouvée par les maladies saisonnières oblige à renoncer à cette pensée. Le retour périodique des affections catarrhales, angines, laryngites, bronchites et grippe, la pneumonie quelquefois, des attaques de rhumatisme articulaire retardent et compromettent leur acclimatement. Le retour dans les pays chauds est préférable à l'existence exposée de ces sujets, qui ont à l'égard des vicissitudes atmosphériques une sorte de susceptibilité maladive. D'autres habitants des tropiques, après un certain séjour en Europe, abandonnent toute pensée d'établissement non par de sérieuses raisons de santé, mais parce que le climat variable et froid les impressionne désagréablement, leur devient intolérable sans être cependant cause de maladies. Chose singulière, on rencontre plutôt cette antipathie contre le climat tempéré chez les Européens qui ont résidé longtemps sous les tropiques que chez les créoles. La longue habitude de vivre en plein air, en pleine lumière, dans une atmosphère constamment tiède, semble avoir amolli la constitution des premiers au point de leur rendre pénibles, insupportables même les impressions physiques et les précautions hygiéniques de leur propre climat. Ces impressions, que ramène la succession des saisons, sont cependant éminemment favorables à la santé, même des personnes âgées qui se fixent en Europe. Les vieillards qui s'entourent des précautions nécessaires retirent de ces variations de température plus d'avantages qu'ils n'en éprouvent d'inconvénients. Ces influences reconstituantes semblent propres à maintenir leurs forces et à prolonger leur existence. Je suis porté à le penser d'après plusieurs exemples que je sais de personnes ayant laissé les colonies entre soixante et soixante et dix ans et qui ont joui en France, jusqu'à un âge très-avancé, d'une santé satisfaisante, meilleure peut-être qu'elle n'aurait été dans leur pays, où la vieillesse est d'ordinaire prématurée, sans énergie physique et morale et exposée à deux grandes causes de mort : la fièvre et la diarrhée chronique. Parmi les créoles résidant à Paris, à Nantes, à Bordeaux, on compte des cas nombreux de longévité.

Les vraies races tropicales, les races indigènes et colorées, s'accommodent-elles aussi-bien des conditions météorologiques des régions tempérées? Il serait peut-être téméraire de l'affirmer ou de le nier, et dans l'état de la question on ne peut que rester dans un certain doute faute d'observations assez nombreuses et assez exactes. Toutes ces questions d'acclimatement, que celui-ci ait lieu au midi ou au nord, sont pleines d'à-priori théoriques, d'aperçus physiologiques de fantaisie et sont difficiles à résoudre, parce qu'elles touchent non-seulement à l'hygiène, à la médecine, à l'anthropologie, mais à l'économie politique et parfois à la législation. Il faut un esprit libre et un coup d'œil bien sûr pour faire à chaque cause sa part dans le bilan de l'acclimatement. Ainsi il faut se garder d'attribuer à une influence de race des insuccès qui ne prouveraient rien pour le résultat définitif s'ils pouvaient être rapportés à de mauvaises conditions économiques. C'est une opinion généralement répandue que les nègres ne sauraient vivre dans de bonnes conditions de santé en Europe. Sur quelle base solide repose-t-elle? D'après de nombreux faits à ma connaissance, je la crois au moins exagérée. Je ne sais ce qui se passerait pour l'acclimatement du nègre dans les climats froids, mais on peut affirmer qu'il est possible dans les climats tempérés. Le nègre n'y subit aucune maladie qui soit, comme la fièvre jaune, l'impaludation tropicale et la dysenterie, un obstacle à son établissement. Il est sujet aux affections catarrhales et à la pneumonie, comme le créole, affections qui n'empêchent nullement l'acclimatement de ce dernier.

On pense généralement que la phthisie pulmonaire est une des causes qui s'opposent à ce que le nègre puisse s'acclimater complétement dans les pays tempérés. Qu'y a-t-il de vrai dans cette opinion? On assimile volontiers, à cette occasion, le nègre à son voisin zoologique, le singe, autre habitant des climats torrides, qui ne peut vivre en Europe et que décime la phthisie. Mais combien les conditions diffèrent ! Si vaste que soit son habitation, elle est toujours une prison pour un animal habitué à la vie libre et vagabonde de la forêt. Cette existence confinée n'est-elle pas, autant que le climat, une cause active dans la tuberculisation? Le nègre n'a-t-il pas, avec la liberté et l'intelligence humaines, la faculté d'approprier son existence aux conditions du nouveau milieu pour se défendre des inconvénients et profiter des avantages? Les influences toniques dues au changement des saisons comptent parmi les avantages et les individus appartenant aux races colorées s'en trouvent très-bien au bout d'un certain temps, qu'ils aient ou non payé un tribut fort ou léger aux maladies saisonnières. C'est une remarque facile à faire parmi tant de nègres et de mulâtres qui se rencontrent en France. L'humidité et le froid de l'automne et de l'hiver déterminent-ils la phthisie chez les individus de races colorées? On peut affirmer, d'après l'observation, qu'ils ne la produisent pas nécessairement.

Un certain nombre de nègres meurt de phthisie pulmonaire à Paris. C'est dans les hôpitaux que se rencontrent particulièrement ces malades, arrivés là après avoir connu les épreuves de la misère. Ni dans les premiers temps de leur séjour, ni plus tard, on n'observe fréquemment la phthisie sur les domestiques noirs attachés aux maisons créoles à Paris, et qui y vivent dans de bonnes conditions de régime et d'hygiène. Cette maladie qui n'épargne, aux Antilles, ni les nègres ni les mulâtres, les atteint-elle avec plus de fréquence et de gravité en Europe, proportionnellement à leur petit nombre ? Faute d'observations suffisantes, il est impossible d'établir à ce sujet la moindre statistique sérieuse et d'arriver à une certitude complète. Toute proportion gardée, et d'après mon observation personnelle, la tuberculisation pulmonaire ne me semble pas plus commune en France sur le nègre qu'elle ne l'est à la Martinique. Je ne crois pas qu'elle doive figurer comme une cause susceptible d'empêcher l'acclimatement des races colorées sous les latitudes tempérées.

Les Européens qui ont séjourné longtemps dans les pays chauds, ainsi que les créoles, ne sont ni plus ni moins disposés que les habitants de la localité où ils sont venus résider, à contracter les maladies épidémiques régnantes. Ce n'est même qu'au bout d'un certain temps, quand leur constitution a été modifiée par le climat, que les

enfants et les jeunes gens des colonies sont aptes
à contracter la fièvre typhoïde. Le froid et les
variations de température semblent favoriser,
chez un certain nombre de créoles, l'apparition
d'affections cutanées diverses, apparition liée sans
doute aux modifications fonctionnelles de la peau,
qui cesse d'être le siége d'une exhalation active
et constante. Les changements physiologiques
qui surviennent dans la perspiration cutanée ne
sont pas accompagnés de dermatoses chez le
nègre. La peau perd de son aspect brillant, lui-
sant et comme lustré ; elle devient terne, de
plusieurs teintes, d'un noir verdâtre, déteint par
places, décoloration d'autant plus marquée que
l'état général du sujet est moins bon et plus
prononcée en hiver qu'en toute autre saison. Ce
sont là surtout des changements physiologiques,
qui touchent à peine à la pathologie. La race
nègre paraît conserver la singulière disposition
qu'elle présente relativement à la production des
fibromes et qui frappe l'attention dans les pays
chauds. « La fréquence du polype utérin à la
Martinique, écrit M. Rufz [1], m'a fait penser qu'il
y avait dans le sang du nègre quelque élément
propre à la production des corps fibreux, ainsi

1. *Chronologie des maladies de Saint-Pierre* (Martinique), p. 101.

que semblerait aussi le faire croire cet autre fait de la facilité des hypertrophies fibreuses de la peau à la suite des blessures et des heurts les plus légers. » Plus d'un exemple de tumeurs fibreuses de l'utérus survenues chez des femmes de couleur depuis leur arrivée en France me porte à penser que cette disposition n'est pas modifiée par le climat.

Nous n'avons plus à insister sur les avantages que le climat tempéré offre au créole et à l'Européen qui a longtemps résidé sous les tropiques, au point de vue d'un nouvel acclimatement. C'est une vérité d'observation, établie par une expérience séculaire. L'évidence de ces avantages n'a pas besoin d'un long séjour pour se manifester ; elle apparaît dans un temps plus court, quelques mois même après l'arrivée. Aussi est-ce une idée juste que celle qui a cours dans les colonies, qu'il est nécessaire d'aller, au moins tous les dix ans, refaire sa constitution en Europe. « Il ne faut donc pas, je le répète, écrit M. Rufz [1], que l'Européen qui vient aux colonies rompe tout à fait avec l'Europe ; comparez ceux d'entre nous, créoles même par plusieurs générations, qui re-

1. *Etudes statistiques et historiques sur la Martinique*, t. II, p. 64.

viennent d'un voyage de France : quelle différence dans le teint et dans toutes les allures ! On dirait un rajeunissement. Opposez-leur le vieil habitant européen, qui n'a pas quitté cette terre depuis de longues années; ne serait-ce pas à se méprendre sur leur origine natale, si, sur ces apparences, on vous la demandait à deviner? » En opposant à l'acclimatement de l'Européen sous les tropiques celui du créole en Europe, on se fait cette conviction que le climat tempéré est le véritable climat de la race blanche. Le blanc qui revient des contrées chaudes ne prospère-t-il aussi bien en Europe que parce qu'il y retrouve les conditions du climat où fut le berceau de sa race? Vraie pour la race blanche, cette supposition cesserait de l'être pour les races colorées, qui semblent se plier sans désavantage aux exigences de ce climat. N'y a-t-il pas dans ces faits l'application d'une loi plus générale qui régit le règne animal? Les animaux des pays septentrionaux vivent moins bien dans les régions tempérées que les animaux des pays chauds et torrides. L'habitant de l'Islande ne peut se faire au climat du Danemark, qui pourtant est encore âpre et froid. L'élan, le renne ne peuvent s'acclimater en France. Des quadrupèdes et des oiseaux des tropiques supportent, sans paraître même en souffrir, les hivers des climats tempérés que subissent, sans que leur santé en soit altérée, les hommes nés sous les tropiques et appartenant aux races colorées.

FIN.

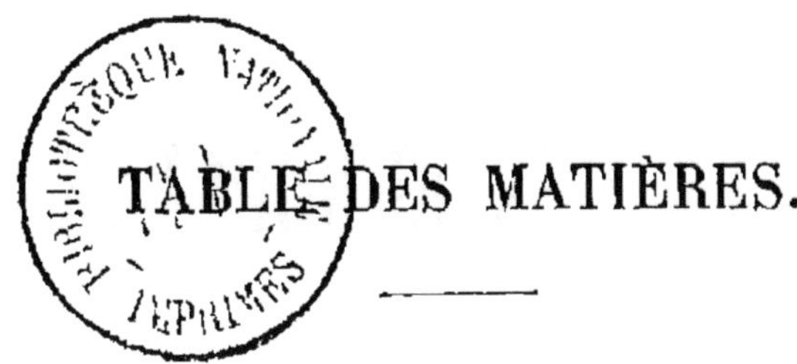

TABLE DES MATIÈRES.

PREMIÈRE PARTIE.

HYGIÈNE DES EUROPÉENS DANS LES CLIMATS TROPICAUX.

DEUXIÈME PARTIE.

HYGIÈNE DES CRÉOLES DANS LES PAYS TEMPÉRÉS.

Paris — Typographie A. HENNUYER, rue du Boulevard, 7.

HYGIÈNE DES EUROPÉENS

DANS

LES CLIMATS TROPICAUX

DES CRÉOLES ET DES RACES COLORÉES

DANS LES PAYS TEMPÉRÉS

PAR LE Dr O. SAINT-VEL

Ancien médecin civil à la Martinique

PARIS

ADRIEN DELAHAYE, LIBRAIRE-ÉDITEUR

Place de l'École-de-Médecine.

1872